TRAITÉ PRATIQUE

DES

MALADIES DE L'UTÉRUS

ET DE SES ANNEXES,

FONDÉ

SUR UN GRAND NOMBRE D'OBSERVATIONS CLINIQUES.

ATLAS DE 41 PLANCHES IN-FOLIO GRAVÉES ET COLORIÉES,

REPRÉSENTANT

LES PRINCIPALES ALTÉRATIONS MORBIDES DES ORGANES GÉNITAUX DE LA FEMME;

Par Mme Veuve **BOIVIN**,

DOCTEUR EN MÉDECINE, SAGE-FEMME SURVEILLANTE EN CHEF DE LA MAISON ROYALE DE SANTÉ, DÉCORÉE DE LA MÉDAILLE D'OR DU MÉRITE CIVIL DE PRUSSE, MEMBRE DE PLUSIEURS SOCIÉTÉS SAVANTES;

Et Par A. **DUGÈS**,

PROFESSEUR A LA FACULTÉ DE MÉDECINE DE MONTPELLIER, MEMBRE DE LA LÉGION D'HONNEUR, MEMBRE CORRESPONDANT DE L'ACADÉMIE ROYALE DE MÉDECINE, ETC.

ATLAS.

PARIS,

J. B. BAILLIÈRE, LIBRAIRE DE L'ACADÉMIE ROYALE DE MÉDECINE,

RUE DE L'ÉCOLE DE MÉDECINE, N° 13 (BIS).

LONDRES, MÊME MAISON, 219, REGENT STREET.

BRUXELLES, TIRCHER. — LIÉGE, DESOER. — GAND, DUJARDIN. — MONS, LEROUX.

1833.

EXPLICATION DES PLANCHES.

PLANCHE Ire.

Fig. 1re. *Utérus à l'état de vacuité chez une femme qui n'avait point eu d'enfants. L'organe est vu par sa paroi postérieure.*

A,A. Corps de l'utérus.
B. Museau de tanche.
C. Ligne médiane ou plan fibreux longitudinal de l'utérus.
O,O. Ligaments postérieurs, ou *utéro-sacrés*, provenant d'un prolongement des fibres du corps et du col de l'organe.
D,D. Ailerons de la matrice ; prolongement des plans fibreux obliques postérieurs, formant les *ligaments des ovaires*.
E,E. Ovaires.
F,F. Trompes de Fallope ou tubes utérins.
G,G. Pavillon de la trompe.
H,H. Bords frangés du pavillon.
I,I. Ligaments larges ou replis du péritoine.
J,J. Cordon de l'ovaire.
K,K. Portion antérieure du vagin vue par sa face interne.

Fig. 2. *Utérus vu par sa face antérieure.*

A. Ligne médiane ou plan fibreux longitudinal antérieur.
B. Lèvre antérieure du museau de tanche, plus longue que la lèvre postérieure ; elle ne permet pas de voir l'orifice utéro-vaginal.
C,C. Origine des ligaments ronds ou cordons sus-pubiens.
O,O. Cordons sus-pubiens ou ligaments ronds.
D,D. Trompes de Fallope.
E,E. Bords frangés de la trompe.
F,F. Ovaires vus à travers le tissu des ligaments larges.
G,G. Ligaments larges ou replis du péritoine.

Fig. 3. *Utérus vu de profil.*

A. Paroi postérieure plus saillante et plus arrondie que la paroi opposée.
B. Lèvre postérieure du museau de tanche plus élevée que la lèvre antérieure, formant *le bec de flûte.*
C. Repli vésico-utérin du péritoine.
D. Repli recto-vaginal de la même membrane.

Fig. 4. *Vue de la face interne de l'utérus pendant l'écoulement des règles ; l'organe ouvert sur un de ses bords et sur son fond.*

A. Corps de l'utérus. On y remarque une ligne médiane déprimée, et des gouttelettes de sang.
B. Orifice interne du col utérin.
C. Orifice externe. Entre ces deux orifices se trouve la cavité du col et les nombreux replis qui composent l'appareil d'un développement considérable de cette portion de l'utérus, pendant la grossesse et dans quelques autres circonstances. (*Voir* planche II, figure 6.)

PLANCHE II.

MUSEAUX DE TANCHE A L'ÉTAT NORMAL.

FIG. 1re. *Chez la fille avant sa nubilité.*

FIG. 2. *Chez la fille pubère.*

FIG. 3. *Chez la femme qui a usé du coït.*

FIG. 4. *Pendant l'excrétion menstruelle chez celle qui n'a point eu d'enfants.*

FIG. 5. *Chez la femme qui est accouchée à terme. — Légères cicatrices aux angles de l'orifice.*

FIG. 6. *Utérus d'une femme morte dans les premières semaines de la grossesse.*

Cette figure 6 présente l'organe ouvert sur un de ses bords latéraux, et laisse voir la face interne de ses deux parois d'un rouge foncé, d'un tissu mou. Chacune d'elles, au corps, est empreinte d'un sillon longitudinal qui occupe le milieu et correspond à une ligne saillante de chaque paroi du col.

Le col de l'organe, d'un blanc violacé, présente dans sa cavité, déjà presque aussi spacieuse que celle du corps, de nombreux replis, les uns simples, les autres complexes, affectant diverses directions. C'est dans ces replis que se trouvent des follicules muqueux en grand nombre. On remarque assez souvent à leur surface des concrétions globuleuses, tantôt à l'état de transparence contenant du fluide, et d'autres fois à l'état calcaire. Elles sont quelquefois en si grand nombre, et si pressées les unes contre les autres, qu'elles finissent par faire disparaître tous les replis du col et même par en obstruer totalement la cavité.

Mais dans l'état normal, chez la femme récemment enceinte, ces replis sont gorgés d'une humeur glaireuse, épaisse, qui remplit exactement la cavité du col et lui sert, pour ainsi dire, de bouchon, jusqu'au dernier temps de la grossesse, où cette matière glaireuse s'écoule en abondance, lubrifie et prépare le vagin et ses orifices à se dilater pendant le travail de l'accouchement.

A,A. Corps de l'utérus.

B,B. Orifice interne.

C,C. Orifice externe.

(5)

PLANCHE III.

Représentant la disposition des plans fibreux de l'utérus à l'état de grossesse à terme, vue par la face antérieure de ce viscère.

L'organe est réduit aux deux tiers de son volume ordinaire.

A. Ligne médiane de l'utérus dont l'extrémité supérieure est inclinée à gauche : direction la plus ordinaire.

Si l'on compare la disposition des plans fibreux médians de l'utérus dans le plus grand état de développement de cet organe, avec ces mêmes plans dans l'utérus à l'état de vacuité (Pl. Ire.), on y remarquera une grande différence. Les fibres longitudinales ont disparu, ou plutôt elles ont changé de direction, en s'écartant de bas en haut dans le cours du développement de l'utérus; dans les cinquième ou sixième mois de la grossesse, ces fibres sont écartées à la manière des feuilles du palmier ou des plis d'un éventail ouvert (*voy.* pl. XXII), et à la fin de la grossesse, ce plan médian ne représente plus qu'un lacis de fibres entrecroisées sur toute la longueur de cette même ligne.

B,B. Les plans de fibres supérieurs, les plans inférieurs et les plans transverses, sont réunis avec une portion des mêmes plans de fibres de la face postérieure, en un seul faisceau, pour former les cordons sus-pubiens. Ces cordons, par l'alongement qu'ils ont éprouvé à leur base, se trouvent alors aux deux tiers inférieurs du corps de l'utérus.

C'est sur la ligne médiane, de chaque côté des pubis, en devant, et sur la région inférieure du sacrum, en arrière, que les plans de fibres extérieurs de l'utérus trouvent leurs principaux points d'appui pendant la contraction de cet organe.

C,C. Les trompes dont les fibres prennent naissance sur la ligne médiane du fond de l'utérus, et s'étendent transversalement jusques sur les angles, pour se réunir en forme de tubes qui se terminent librement par un orifice évasé et à bord frangé, que l'on nomme pavillon de la trompe.

D,D. Les ovaires rapprochés et presque au niveau de la surface du corps de l'utérus par l'effet de la grossesse.

E,E. Le col de l'utérus contenant une portion de la poche amniotique et la tête du fœtus. Le col de l'utérus comprend l'espace qui se trouve entre les deux points où s'isolent de l'utérus les deux cordons sus-pubiens. Cette portion inférieure de l'utérus, d'un blanc rosé, contraste d'une manière tranchée avec le reste de l'organe qui est d'un rouge vif. Les trompes et les cordons sont un peu moins colorés.

F. Corps jaune.

G. Veines utérines correspondant à l'insertion du placenta, sur la paroi postérieure voisine du col.

H. Section du vagin.

I. Orifice externe dilaté laissant voir une portion des membranes fœtales.

Nota. C'est à dessein que nous n'avons pas représenté la disposition des différents vaisseaux du corps de cet organe. Ce sujet deviendra l'objet d'un travail particulier.

PLANCHE IV.

Utérus vu après sa déplétion récente du produit de la conception à terme, du côté de sa face antérieure, et recouverte encore du péritoine. Sa coloration est partout d'un rose-lilas.

A. Ligne médiane contournée en deux sens opposés.

B,B. Origine des trompes.

I,I. Trompes.

C,C. Origine des ligaments ronds.

O. Les ovaires.

D,D. Plans de fibres concentriques extérieurs, désignés par J. Sue sous le nom de *muscles quadrijumeaux*, et comparés par Alph. Leroy à des nœuds de bois. Une disposition semblable se fait remarquer sur la paroi opposée.

Cette disposition des plans fibreux de l'utérus, si différente de ce que nous l'avons vue dans l'utérus vierge, sur le même organe à l'état de grossesse, est fort souvent encore différent de lui-même en plusieurs autres circonstances qu'il est inutile de rappeler ici. Mais depuis que nous avons continué nos recherches sur la structure de l'utérus, nous avons trouvé que tous ces froncis ne sont formés qu'aux dépens du péritoine et de la tunique *utéro sous-péritonéale* qui recouvrent les véritables plans fibreux de l'utérus. Ceux-ci, en se rétractant, ont conservé, à peu de chose près, leur disposition primitive; disposition que nous avons reconnue depuis qu'il nous a été possible de dépouiller entièrement le corps de l'utérus des deux tuniques qui l'enveloppent et qui y sont adhérentes d'une manière excessivement serrée, spécialement sur les régions supérieures et médianes.

Cette nouvelle découverte de la véritable disposition des plans fibreux de la matrice après l'accouchement a fait l'objet d'un mémoire inséré dans les bulletins de la société médico-pratique, 1830.

(*Voyez les deux figures suivantes.*)

PLANCHE V.

Vue de la face antérieure de l'utérus récemment vide du produit de la conception à terme, après avoir été dépouillé du péritoine et de la tunique utéro sous-péritonéale.

I,I,I. Plan médian de l'utérus.

2. L'ovaire droit.

3. Trompe droite.

4. Cordon sus-pubien ou ligament rond droit.

5. Plans fibreux communs au ligament rond, et à la trompe du côté droit.

6. Plans fibreux communs au ligament rond 7 et à la trompe gauche 8.

9,9,9. Lambeaux de la tunique musculaire et du péritoine, qui recouvraient la face antérieure du corps de l'utérus.

Nota. On voit par l'écartement de quelques portions des plans fibreux de l'utérus, effet du développement total de l'organe, combien était nécessaire cette tunique musculaire qui en embrasse d'une manière intime le fond et le corps, et les maintient ainsi dans leurs rapports respectifs. Sans ce moyen conservateur, les ruptures de ce viscère eussent été beaucoup plus fréquentes.

PLANCHE VI.

Vue de la face postérieure de l'utérus, représenté dans la planche précédente n° V. Le péritoine est enlevé.

On remarquera sur ce côté de l'utérus, que les plans fibreux qui se rendent aux ovaires naissent d'un centre commun, c'est-à-dire de la ligne médiane et du fond de ce viscère.

1,1,1. Ligne médiane.
2,2. Les ovaires.
3,3. Plans fibreux communs aux trompes et aux ovaires.
4,4. Plans fibreux propres aux ovaires.
5,5. Plans ascendants obliques communs aux ovaires et aux cordons sus-pubiens.
6,6. Ligaments larges.
7,7. Lambeaux de la tunique sous-péritonéale et de la portion de péritoine qui recouvraient les plans décrits.

Nota. Nous ferons remarquer que les ailerons des ovaires ainsi que leur ligament ont disparu pendant la grossesse ; qu'ils se sont effacés au profit de la paroi postérieure de l'utérus. L'organe, en se développant, s'est approprié ce tissu fibreux qui semble être mis en réserve dans l'état de vacuité, pour fournir à l'ampliation de l'utérus, pendant la grossesse.

Les ovaires qui, à l'état de vacuité, se trouvaient à trois ou quatre pouces de distance des angles de l'utérus, ne sont, à la fin de la gestation, qu'à quelques lignes du corps de cet organe, et à peu près au milieu de ses bords latéraux. On voit encore par cette disposition combien l'ovaire doit être exposé à la compression et aux chocs des corps extérieurs, puisqu'ils n'ont plus, pour les protéger pendant la grossesse avancée, que les parois très amincies de l'abdomen. (*Voyez*, sous ce dernier rapport, la pl. III.)

PLANCHE VII.

Vue de l'utérus par sa face interne, après sa déplétion récente du produit de la grossesse à terme. Paroi postérieure interne ; le placenta était greffé sur la paroi opposée.

A,A. Orifice interne des trompes : *utéro-tubaires.*

B,B. Plans de fibres concentriques des régions latérales internes, ou muscles expulseurs de *Ruisch.*

Cet observateur n'avait jamais remarqué cette disposition que d'un seul côté. Soit que le plan opposé se trouvât effacé, soit qu'il eût été couvert et altéré par la présence du placenta, soit enfin que cet anatomiste célèbre n'ait pas assez insisté sur ses recherches, il n'a jamais fait mention que d'un seul plan de ces fibres que nous avons toujours rencontré double, lorsque le placenta n'était pas greffé sur l'un des deux ; mais on en reconnaissait toujours quelques portions.

F,F. Ligne médiane interne ; disposition de ses fibres.

C,C,C. Orifice interne de l'utérus.

D,D. Orifice externe formant sur le vagin un léger bourrelet cordé à la surface de ce canal.

E. Ligne médiane de la paroi postérieure du col qui donne naissance aux nombreux replis que l'on remarque à sa surface.

Nota. Ces replis ne sont apparents que lorsque le col est resté dans un état de collapsus ; ils sont si minces, et si intimement accollés les uns sur les autres, que, le plus souvent, on ne les distingue qu'en agitant la pièce dans une eau transparente. Si l'on plonge ensuite la pièce dans une eau fortement saturée de sulfate d'alumine, on voit les parois du col se resserrer dans tous les sens, ses replis changer de direction, ses orifices se rétrécir, celui du museau de tanche rentrer en dedans du col et reprendre sa forme mamelonnée. Ce phénomène s'opère instantanément, et sous les yeux de l'expérimentateur, lorsque la solution alunée est assez forte.

PLANCHE VIII.

Prolapsus du Vagin.

Pris d'abord pour une descente de matrice à laquelle on fit l'application d'un pessaire , ce prolapsus du vagin s'étant reproduit , la forme pyramidale qu'il affectait le fit prendre pour un polype sur lequel on fit l'application d'une ligature. L'accident s'est renouvelé une seconde fois : deuxième ligature , qui fut suivie , comme la première fois , de la chute d'une énorme tumeur. A peine celle-ci fut-elle tombée , qu'aussitôt il en reparut une troisième de même grosseur, de même texture apparente que les deux premières. Ces tumeurs , qui se sont montrées successivement et spontanément en moins d'un mois, dont la nature et le siége avaient été méconnus , étaient occasionées par la présence d'une masse énorme de tissu diffluent , encéphaloïde, qui s'était développée entre le rectum et le vagin. Recouverte de la paroi postérieure de ce dernier canal , elle venait former au bas de la vulve une tumeur du volume du poing.

1,1. Coupe des pubis.

2,2. Lambeaux renversés des parois abdominales.

3,3. Paroi postérieure du vagin d'un rouge livide , bleuâtre.

4,4. Tube passé dans les ouvertures résultantes de l'application des deux ligatures appliquées à un mois de distance. (Des premiers jours de janvier 1830 au 28 du même mois. La troisième tumeur parut le 12 février.)

5. Museau de tanche.

6. Corps de l'utérus dont la presque totalité se trouvait comprise entre deux tumeurs fibreuses blanches , à surfaces lisses avec lesquelles le col paraissait soudé. Cet organe se trouvait situé presque au niveau de l'ombilic.

7. Tumeur fibreuse antérieure.

8. Tumeur postérieure.

9. Le rectum refoulé en haut et très alongé, était entraîné avec l'utérus.

10. L'ovaire gauche d'un jaune verdâtre , dur, ridé à sa surface.

11. Ovaire droit , transparent , membraneux, contenant un fluide séreux et diaphane.

12. Le psoas droit.

13. Les intestins grêles relevés pour faire voir les parties que l'on vient de décrire.

PLANCHE IX.

DÉPLACEMENTS DE L'UTÉRUS.

Par abaissement.

Fig. 1re. *Semi-prolapsus survenu à la suite de l'accouchement à terme.*

A. Le vagin.
B. Museau de tanche.

Fig. 2. *Prolapsus complet à la suite d'une chute.*

A. Vagin renversé.
B. Museau de tanche. L'accident était récent.

Fig. 3. *Brides et adhérences du vagin.*

A. Le museau de tanche caché par les brides anormales.
B. Brides du vagin.

Fig. 4.

A. Prolongement morbide du vagin sur l'orifice du museau de tanche.
B. Tuméfaction du museau de tanche.
C. Petites tumeurs rouges, molasses, vasculeuses.

ANTÉFLEXION DE L'UTERUS.

Fig. 5. *L'utérus replié sur lui-même présente son fond en avant.*

A. Le fond de l'utérus.
B. Lèvre antérieure du museau de tanche.
C. Face interne du vagin.
D,D. Les ovaires situés en dessus et en avant, au lieu d'être en arrière et au-dessous des trompes.
E,E. Les trompes qui ont également suivi le déplacement du corps de l'utérus.

Fig. 6. *L'uterus fléchi en devant vu de profil.*

A. Le fond de l'utérus.
B. Coude formé par la flexure de l'utérus, point correspondant à l'orifice interne.
C. Lèvre antérieure du museau de tanche.
D. Coupe verticale du corps et du col de l'utérus.
E. Face interne du vagin.

Fig. 7. *Extroversion du col de l'utérus.*

A. Corps de l'utérus.
B. Bord interne du museau de tanche.
C,C. Face interne du col devenue externe par son renversement.
D. Orifice accidentel du col de la matrice.

Fig. 8. *Extroversion du col utérin vue de face.*

A,A. Bord de l'orifice externe.
B,B. Lignes médianes de la face interne du col.
C. Orifice accidentel.

PLANCHE X.

Fig. 1re. *Prolapsus complet de l'utérus, avec renversement du vagin et du fond de la vessie, pris sur une femme vivante, âgée de 60 ans, tombée en enfance depuis plusieurs mois.*

    A. Orifice externe ou utéro-vaginal de l'utérus.
    B. Orifice supérieur du vagin devenu inférieur.
    C,C. Face muqueuse du vagin.
    D. Méat urinaire.
    E,E. Un stylet est passé de haut en bas dans le col de la vessie, et une ouverture *idéale* est pratiquée à la paroi du vagin correspondante à la vessie, pour faire voir le renversement de l'organe urinaire.
    Le fond de l'utérus se trouvait à peu près à l'angle supérieur de l'ouverture idéale.
    La femme urinait en comprimant la tumeur ; l'urine remontait par le méat urinaire D. Mais il restait toujours un peu de liquide dans la vessie.
    F,F. Ulcérations déterminées par l'écoulement de l'urine sur cette portion renversée du vagin.
    G. Le clitoris.

Fig. 2. *Prolapsus complet de l'utérus avec renversement du vagin passé à l'état chronique.*

La femme qui avait ce genre d'infirmité est entrée à la maison de santé le 27 mai 1832, pour une affection de l'estomac que l'on traitait depuis long-temps comme une maladie organique de ce viscère ; elle ne parla qu'occasionellement de sa descente de matrice qu'elle avait depuis plus de trente ans.

Cette femme n'avait eu qu'un enfant à l'âge de vingt-huit ans. Elle s'est relevée le huitième jour de sa couche, pour reprendre ses occupations habituelles de *palefrenier*, son mari étant loueur de chevaux et de voitures. Elle sentit presque aussitôt un corps étranger volumineux sortir du vagin. Le médecin qu'elle fit appeler replaça l'organe dans sa situation naturelle, l'y maintint au moyen d'un large pessaire, et fit garder le lit pendant quinze jours. Le pessaire gênant la malade, elle s'en débarrassa. Elle le reprit plus tard, puis le retira encore pour n'y plus revenir. Il paraîtrait que le prolapsus complet ne s'est opéré qu'à la longue. Ce ne fut qu'à l'âge de cinquante ans, époque de la cessation totale des règles, que la matrice franchit entièrement la vulve, et c'est aussi depuis cette époque qu'elle est restée pendante au dehors, sans occasioner d'autres accidents que quelques tiraillements dans les aines et dans la région inférieure du sacrum. La muqueuse du vagin avait pris tous les caractères de la peau des tissus voisins ; il restait à peine quelques traces des anciennes rides qui sillonnaient cette membrane avant son renversement et son exposition à l'air libre. Je fis rentrer facilement la tumeur, mais la malade ne voulut pas se soumettre à une nouvelle épreuve d'application de pessaire. Le périnée étant lacéré jusqu'à l'anus, le cas exigeant un instrument mécanique d'une très grande dimension, je n'insistai pas pour vaincre la répugnance de celle qui, comme je viens de le dire, était accoutumée à son nouvel état.

    A. Le clitoris.
    B. Le méat urinaire.
    C,C. Nymphes ou petites lèvres.
    D,D. Grandes lèvres de la vulve.
    E,E. La surface muqueuse du vagin desséchée ayant pris l'aspect de la peau. Ce canal, renversé complétement, contenait la totalité de l'utérus qui était d'un très petit volume.
    F. Petite tumeur pédiculée située à l'angle droit de l'orifice du museau de tanche.
    G. L'épithélium du museau de tanche excorié, laisse à nu la portion de muqueuse qui recouvre cette extrémité vaginale du col utérin.

PLANCHE XI.

Élongation du col de l'utérus. — Sa forme aplatie. — Hernie crurale de l'utérus. — Anté et rétroversion de l'utérus.

Fig. 1re. *Prolongement du col de l'utérus et prolapsus de cet organe.*

A. La lèvre postérieure du museau de tanche très alongée et beaucoup plus saillante que la lèvre antérieure B.
C. Excroissances pédiculées du prépuce du clitoris.

Fig. 2. *Le même col d'utérus vu de profil.*

Fig. 3. *Hernie crurale de l'utérus.*

A. Portion gauche des parois abdominales vue par sa face externe.
B. Portion droite des mêmes parois vue par sa face interne.
C. Région pubienne.
D. La cuisse gauche.
E. La cuisse droite.
F. La vulve.
G,G. L'enveloppe de la tumeur ouverte et renversée sur la cuisse.
H. La matrice renversée et offrant en avant sa face postérieure.
I. La trompe utérine.
J. L'ovaire gauche.
K. La trompe droite.
L. L'ovaire droit changé en kiste
M. Autre kiste adhérant à l'ovaire droit et à la matrice.
N. Masse graisseuse adhérant fortement à la matrice, au sac, et se continuant avec lui.
O. Prolongements de l'épiploon qui sont coupés et renversés. (*Ces trois figures sont copiées d'après les dessins originaux de M. le professeur* J. Cloquet.)

Fig. 4. *Coupe du bassin vu de profil, représentant l'*Antéversion de l'Utérus *dans les premiers temps de la grossesse.*

A. Pubis droit.
B. Le sacrum.
C. La vessie.
D. L'urètre.
E,E. Le rectum.
F. Coupe de la trompe et du ligament du côté gauche de l'ovaire.
G. Corps de l'utérus.
H. Portion latérale de l'utérus qui n'est point recouverte du péritoine.
I. Museau de tanche.
K. Le vagin.

Fig. 5. Rétroversion de l'Utérus *dans les premiers temps de la grossesse.*

A. Pubis droit.
B. Museau de tanche.
C. Canal de l'urètre.
D. Vagin.
E. Corps de l'utérus.
F. La vessie dans son plus grand développement.
G. Le rectum.
H. L'angle sacro-vertébral.
I. Coupe de la trompe et du ligament de l'ovaire gauche.

PLANCHE XII.

Renversement ou introversion de l'utérus occasioné par l'extraction précipitée du placenta.

La restitution de l'organe a été tentée, sans succès, par plusieurs personnes de l'art. Cette femme est arrivée à la maison de santé le sixième jour de l'accouchement.

Fig. 1re.

A,A. Mont de Vénus.
B,B. Les grandes lèvres de la vulve.
C,C. Les petites lèvres ou nymphes.
D. Le clitoris.
E. Le méat urinaire.
F. Le bord externe antérieur du vagin.
G. Le bord antérieur de l'orifice externe de l'utérus.
H,H. La face interne de la matrice devenue externe.
I,I. Quelques lignes circulaires du plan de fibres concentriques.
G,G,G. Points saillants où se trouvait implanté le placenta.

Fig. 2. *Le même utérus renversé, vu cinq années après l'accident.*

A. Orifice externe de l'utérus.
B. Face interne de l'utérus renversé, présentant à sa base quelques petits points rougeàtres.

Pendant les vingt-quatre heures qui suivirent l'accident, la femme eut une perte de sang des plus abondantes, qui se termina par une profonde et longue syncope. Non seulement l'hémorrhagie avait cessé, mais il n'y eut même plus de lochies rouges. L'impossibilité d'uriner et les douleurs qui en résultaient furent les seuls accidents qui accompagnèrent cet événement grave. La réduction n'ayant pu s'opérer, l'excrétion de l'urine se faisant bientôt sans aucun secours, on abandonna le reste au temps et aux ressources de la nature. Cette femme, qui était venue accoucher clandestinement à Paris, retourna chez elle une quinzaine de jours après son entrée à la maison. Ce n'est que cinq ans plus tard qu'elle vint nous demander conseil pour favoriser le retour de ses règles, que nous apprîmes qu'elle était restée privée de cet écoulement, et que nous reconnûmes, par la vue et par le toucher, l'état où était resté l'utérus.

PLANCHE XIII.

Cas d'oblitération complète de la cavité de l'utérus et de transformation de tissu de l'organe.

La femme qui nous a fourni cette pièce était âgée de cinquante ans; elle avait été traitée, quelques années auparavant, d'un cancer au nez; elle a succombé à une phthisie tuberculeuse du poumon.

Fig. 1re.

A,A. Tumeurs développées à l'extérieur du fond de l'utérus ; cet organe est vu par sa paroi postérieure. Les trois tumeurs, développées derrière le péritoine, étaient d'un tissu blanc, crayeux et très dur. L'instrument tranchant ne put l'entamer qu'en frappant dessus à coups de marteau. Leur surface était injectée de vaisseaux sanguins très nombreux et d'un rouge très vif qui naissaient de leur pédicule.

B,B. Les trompes.

C,C. Les ovaires étaient très sains.

Fig. 2.

Coupé sur son épaisseur en deux portions égales, l'utérus de la figure 1re ne présentait pas la plus petite cavité ; la totalité de l'organe était composée d'une substance blanche, compacte, solide, qui se laissait couper comme le savon blanc du commerce dont il présentait l'aspect et la consistance. Cette femme n'avait jamais été enceinte. (*Voyez* le texte, 2e vol., où il est rapporté plusieurs cas de même nature.)

Fig. 3. *Autre portion de l'utérus d'une femme apportée mourante apoplectique.*

L'utérus coupé en deux sur son épaisseur n'offrait point de cavité. Mais une ligne A,A,A parfaitement triangulaire, d'un blanc bleuâtre, de la dureté du cartilage, retraçait l'ancienne cavité de ce viscère.

A l'endroit B du col, un sillon longitudinal rappelait la cavité de cette portion de l'utérus. C'est par cette ouverture que s'échappait le sang qui s'était écoulé en assez grande abondance les jours précédents, et qui avait sa source derrière la couche cartilaginoïde de la paroi postérieure de l'organe; on pouvait séparer en cet endroit cette couche dure et épaisse.

C,C. Les trompes étaient courtes, mais saines.

D,D. Les ovaires d'un jaune foncé étaient d'un tissu mollasse et graisseux.

E. Sur l'ovaire gauche s'était développé un kyste du volume d'une moyenne prune, rempli d'une sérosité jaunâtre.

PLANCHE XIV.

Tumeurs fibreuses interstitielles de l'utérus. (Ce cas avait été pris pour une grossesse extra-utérine.)

Trois tumeurs de différents volumes occupaient diverses régions de la matrice, et lui donnaient, par leur forme et la situation qu'elles affectaient, la figure d'un bonnet phrygien ou d'un cône.

A. Angle latéral droit de l'utérus, formant le sommet du cône.

B. Lieu où correspond l'angle latéral gauche.

C. Trompe utérine droite.

D. Pavillon de la trompe hypertrophié. Vues sous l'eau, ses longues et nombreuses franges présentaient, sur leurs bords latéraux, de petits filets semblables à ceux que l'on observe au bord des branchies des poissons.

E. Première tumeur qui avait la forme d'un cône dont la petite extrémité répondait à l'orifice tubaire.

F. Seconde tumeur hémi-sphérique.

G. Petite portion de la troisième tumeur qui était obronde.

H. Ovaire droit.

I. Ovaire gauche.

K. Ligament rond ou cordon sus-pubien droit. Le cordon gauche se trouvait un peu en arrière, entre la tumeur G et la tumeur F.

L,M. Tumeurs poly-lobées et lardacées, développées dans le tissu cellulaire.

N. Tumeur pédiculée hydatidiforme, transparente, remplie d'une sérosité jaunâtre et limpide.

O,O. Repli du péritoine vésico-utérin.

P,P. Tubercules à l'état de crudité.

Q. Museau de tanche à l'état normal, d'un rouge-brun.

R. Portion du vagin.

Une ligne tirée depuis l'angle A jusqu'à l'orifice du museau de tanche Q, indiquerait la longueur et la direction de la cavité de l'utérus ; elle formait un canal étroit de huit pouces de longueur. L'utérus était mobile.

PLANCHE XV.

PLUSIEURS CAS DE TUMEURS DE L'UTÉRUS OCCUPANT DIVERSES RÉGIONS DE L'ORGANE.

Fig. 1re. *Tumeur fibreuse interstitielle avec congestion sanguine du museau de tanche et mélanose de l'ovaire gauche. Cas observé chez une femme morte d'une affection chronique du système circulatoire.*

 A. Face antérieure de l'utérus.
 B. Face postérieure de l'organe et siége de la tumeur.
 C,C. Trompe droite contournée.
 D. Enveloppe albuginée de l'ovaire droit.
 E,E. Ovaire droit développé par son bord inférieur.
 F,F. Bandes fibreuses provenant du cordon de l'ovaire.
 G. Ouverture faite avec le scalpel sur la membrane péritonéale de l'ovaire.
 H. Matière noire, épaisse, contenue dans l'ovaire.
 I. Museau de tanche tuméfié et d'un rouge livide.

Fig. 2. *Tumeur fibreuse de la figure 1re.*

Ce corps, divisé en deux portions, représente le tissu dont il est composé ; c'est-à-dire de plusieurs petits corps plus ou moins durs, et dont les fibres étaient rayonnées du centre à la circonférence.

Fig. 3. *Tumeur fibreuse développée dans la propre cavité de l'utérus.*

Cette pièce pathologique de l'appareil génital interne offre plusieurs affections différentes dans les divers organes qui le composent.

 A. Le museau de tanche, de plus du double de son volume ordinaire, présente une surface rugueuse et comme chagrinée ; son tissu est extrêmement dur.
 B. Le col de l'utérus, développé dans la proportion du museau de tanche, est d'un tissu blanc et comme cartilagineux ; sa face interne est lisse, et ne laisse pas la moindre trace de ses rides.
 C. Cavité de l'utérus.
 D. Stylet introduit dans l'orifice du col, et qui pénètre dans la cavité utérine.
 E,E. Tumeur poly-lobée occupant la propre cavité de l'utérus et n'y étant adhérente que par un tissu lamelleux très fin, qui en permettait facilement la dénuclation.
 F,F. Parois de l'utérus, d'un tissu rouge, très élastique, et sur lesquelles se dessinaient très bien ses divers plans fibreux.
 G,G. Trompes de Fallope.
 H,H. Ovaires convertis en deux kystes à parois fibreuses, rouges, remplis d'une matière purulente jaunâtre et de consistance de bouillie.
 I,I. Portion du vagin.

(Cette femme, qui était entrée à la Maison de Santé pour s'y faire traiter d'une *sciatique*, a succombé à une pleuro-pneumonie.)

PLANCHE XVI.

CAS D'AMÉNORRHÉE.

Tubercules dans la cavité de l'utérus et dans ses annexes, chez une jeune fille de seize ans.

A,A. L'utérus ouvert sur son bord latéral droit et sur son fond, laisse voir une tumeur blanche B,B sur chaque face de l'organe.

B,B. Cette matière blanche granulée, d'apparence solide, se liquéfie par le grattage, et pénètre dans le propre tissu de la matrice.

C,C. Face interne du col de l'utérus.

D,D. Face interne ou muqueuse du vagin.

E. L'ovaire gauche contenant plusieurs tumeurs irrégulières.

F,F. Chacune de ces tumeurs est composée d'un ou de plusieurs kystes contenant une matière pultacée et solide, comme du fromage de Hollande.

G. La trompe gauche, plus courte que l'autre, est saine.

H. L'ovaire droit, mou, d'un tissu noirâtre, ne contient qu'une matière muqueuse d'un bleu foncé, quelques vaisseaux d'un rouge vif, et un corps noir à surface lisse, du volume d'une aveline et d'un tissu compact.

J,J. La trompe droite offrait trois renflements sur sa longueur, qui étaient déterminés par la présence de trois tubercules volumineux K dont chacun était pourvu d'une enveloppe ou kyste solide. Ils sont représentés divisés sur leur épaisseur. La trompe était d'un rouge foncé, d'un tissu plus épais qu'à l'état normal, et généralement plus développé sur sa longueur.

L. Le pavillon de la trompe, ainsi que ses franges, sont convertis en une masse de tubercules granulés, d'une consistance solide.

M,M. Le ligament large du côté droit est parsemé de nombreux tubercules à l'état solide.

PLANCHE XVII.

Fig. 1ʳᵉ. *Môle vésiculaire avec les membranes fœtales.*

Ce corps représentait à l'extérieur une masse rougeâtre, spongieuse, ovoïde, aplatie sur deux faces opposées, sans ouverture lors de sa sortie de l'utérus. Son volume était moitié moindre qu'il n'est représenté ici, la tumeur étant ouverte sur sa longueur et vue par sa face interne.

A,A,A. Membrane séreuse ou amniotique. Le chorion ne put être distingué. La membrane nous parut simple.

B. Repli de cette membrane où se trouvait encore une petite cuillerée de fluide séreux. Lors de l'expulsion de la masse, elle en contenait une certaine quantité.

C,C,C. Trois petites tumeurs rouges, du volume d'une cerise, de consistance solide, contenant une substance lardacée.

D. Autre tumeur piriforme, surmontée d'une tumeur plus petite et de même nature.

E. Vésicule transparente pédiculée, et au-dessous un grand nombre d'autres vésicules semblables à celles qui composaient le tissu de la masse totale.

F,F,F. Vésicules de la masse totale, situées à l'extérieur de la membrane amniotique.

Fig. 2. *Polype en battant de cloche* (1).

Cette tumeur s'est développée chez une vierge, âgée de 40 ans. Cette tumeur était étroitement renfermée dans le vagin; ce ne fut qu'avec peine qu'elle put être amenée au-dehors, au moyen d'une pince à anneaux. Son tissu était lobulé, sa surface inégale, et son pédicule de plusieurs pouces de longueur.

A. Grandes lèvres.

B. Le clitoris.

C. Les petites lèvres.

D. Bord antérieur de l'orifice du vagin.

E. Segment semi-lunaire de l'hymen.

F. Le corps du polype.

(1) Opéré par M. le professeur J. Cloquet, et copié sur le dessin original qu'il en a fait.
Nota. Ce cas offre une nouvelle preuve que le pédicule n'est pas le résultat du tiraillement exercé par le poids de la tumeur.

PLANCHE XVIII.

Polypes de l'Utérus (Métrorrhagie).

Fig. 1ʳᵉ.

L'utérus, offrant au moins le double de son volume, présente, à l'extérieur et sur son fond, trois tumeurs pédiculées, A,A,A.

B. Une autre petite tumeur pisiforme se présente à l'orifice du museau de tanche.

Fig. 2.

Le même utérus, ouvert sur son bord latéral droit, présente, à l'intérieur de son col, trois petits corps rouges pédiculés, dont chacun renferme un petit kyste contenant une matière albumineuse incolore, filant à la pointe de l'instrument.

A. Paroi antérieure de l'utérus.

B. Lèvre antérieure du museau de tanche, plus longue que l'autre, à la face interne de laquelle le petit polype a pris naissance.

Nota. Le corps et le col de l'utérus étaient très mous.

Fig. 3.

A. Polype qui est engagé dans l'orifice du museau de tanche, et qui coïncidait avec un cancer de la mamelle droite. Point de règles ; point d'écoulement d'aucune nature.

B. Orifice du museau de tanche.

Fig. 4.

Utérus très développé, fortement injecté, d'un tissu très mou, contenant dans sa cavité une tumeur fibro-cellu-leuse, A, adhérente par une membrane mince accidentelle, B.

C,C. Le col, très long, était d'un blanc violacé.

Fig. 5.

A. Polype pédiculé inséré dans le fond de la cavité de l'utérus, et dont la chute s'est opérée spontanément. La femme est morte, quelques jours après, d'une affection du poumon.

B. Pédicule du polype.

C. Bord de l'orifice externe de l'utérus.

PLANCHE XIX.

POLYPES DE LA CAVITÉ DE L'UTÉRUS.

Fig. 1re. *Portion postérieure de l'Utérus d'une femme morte d'une affection du cerveau le deuxième jour de son accouchement qui avait été naturel.*

A,A. Coupe longitudinale de l'utérus.
B,B. Traces du lieu où était situé le placenta.
C. Polype à pédicule palmé, F d'un tissu encéphaloïde.
D. Lambeau de la membrane caduque, ou épichorion.
E. Tubercule solide d'un blanc jaunâtre.

Fig. 2. *Polype en battant de cloche.*

A. Corps du polype.
B. Pédicule grêle qui prenait naissance à la face postérieure et moyenne du col de l'utérus.
C. Portion du col hors du vagin D.
La base de ce pédicule E, offrait l'aspect d'un petit placenta; la tumeur était bosselée à sa surface et recouverte d'une membrane fine et de nombreux vaisseaux veineux.

Fig. 3. *Polype creux d'une énorme dimension et dont la ligature fut faite avec succès par le professeur Dubois.*

A,A,A. Plis formés par l'application de la ligature.

Fig. 4. *Coupe verticale du même Polype.*

A,A. La tranche présente un tissu composé de plusieurs couches charnues superposées, rougeâtres.
B,B. La face interne de la tumeur offre une apparence membraneuse, et présente plusieurs sillons résultant de la réduction de volume de la tumeur.
C,C. Orifices qui s'ouvraient à l'extérieur et par lesquels sortaient le sang et les autres fluides qui avaient distendu la tumeur avant qu'on en eût fait la ligature.
D,D. Froncis résultant de l'application de la ligature.

Cette tumeur nous a paru formée par la concrétion de fluide plastique de l'utérus, pendant un certain temps que la femme n'avait point ses règles. L'application successive de ces couches pseudo-membraneuses a donné lieu à une espèce de sac qui servait de doublure à l'organe dont il avait pris la forme. Ce sac s'étant probablement détaché d'abord par son fond, a fini par se présenter à l'orifice et s'y est engagé à la manière de l'utérus dans le cas de renversement de cet organe.

Cette pièce pathologique, présentée à plusieurs médecins, fut prise pour un utérus renversé. Mais on était certain que l'utérus était resté dans sa situation naturelle.

PLANCHE XX.

POLYPES DE LA CAVITÉ DE L'UTÉRUS.

Fig. 1re. *Utérus provenant d'une femme qui avait eu un avortement trois mois avant sa mort.*

A,A. Le corps de l'utérus, d'un rouge pâle : il était très mou.

B. Petit corps mollasse, spongieux, rougeâtre, adhérant par un tissu lamelleux très fin et transparent à la face interne de l'utérus.

Fig. 2. *Pièce pathologique enlevée sur une femme de soixante-dix ans. Tous les ganglions lymphatiques étaient très engorgés. — La Matrice vue par sa face postérieure.*

A. Concrétion arrondie, pierreuse, inégale, entourée par la substance de l'utérus.

B. Substance de l'organe développé dans son fond, séparée, par une cloison mince, de la cavité de l'utérus.

C. Cloison de la cavité de l'utérus.

D. Un polype pédiculé, vésiculeux, mou, contenant beaucoup de petites vésicules, remplies d'un fluide jaunâtre, occupe toute la cavité inférieure de l'utérus et s'insère à son fond (*le pédicule ne dépend pas de la traction du polype*, car ce pédicule était plié sur lui-même, et le petit polype remplissait toute cette cavité : sur la figure dessinée, il a été tiré en bas).

Au fond de l'utérus quatre ou cinq petites vésicules agglomérées, remplies de fluide transparent et saillantes sur les parois de l'utérus.

E. Le col de l'utérus n'offrait aucune altération : il était très étroit dans sa portion supérieure.

F. Corps aplati, jaunâtre, mou, tenant à l'utérus par un long pédicule vasculaire, dans lequel rampent plusieurs artères flexueuses. Ce corps est formé de plusieurs granulations jaunes et de quelques petites concrétions.

G. Le vagin.

H. Est une concrétion très dure, du volume du poing, jaune, très pesante, hérissées de tubercules, adhérente par des brides membraneuses à la partie antérieure de la matrice et du vagin, et à l'épiploon. Cette grosse tumeur sciée, a offert un composé de tissu fibreux, blanc, très ferme, en petite quantité, réunissant des grains inégaux de tissu pierreux, blanc, friable, opaque, et d'un autre tissu plus dur encore, jaunâtre, demi-transparent. Ces trois substances étaient mêlées et unies intimement. Description et dessin d'après M. *J. Cloquet*, extrait de son porte-feuille.

I,I. Trompes très saines.

K,K. Ovaires atrophiés.

L. L'épiploon pèse au moins une livre et demie.

Fig. 3. *Polype pédiculé de l'Utérus.*

Cette figure est copiée de Clarke. Il attribue la dépression longitudinale à la présence du canal de l'urètre.

La tumeur est attachée au fond de l'utérus par un col étroit. Elle a passé de l'utérus dans le vagin.

A. Fond de l'utérus. La paroi antérieure de l'organe ouverte pour faire voir la forme et le point d'attache du polype.

B,B. Section en deux portions du museau de tanche.

C. Le vagin.

D. La tumeur.

PLANCHE XXI.

Dégénérescence squirrheuse de la Lèvre antérieure du Museau de Tanche.

Cette portion de l'utérus avait acquis cet énorme volume sans passer à l'état d'ulcération. Les violentes métrorrhagies qui ont causé la mort du sujet, étaient occasionées par l'extrême dilatation des vaisseaux nombreux de la face interne de l'utérus.

L'utérus est vu par sa paroi postérieure.

    A. Corps de l'utérus ayant plus de trois fois son volume ordinaire.

    B. Lèvre postérieure du museau de tanche.

    C,C,C. Lèvre antérieure du museau de tanche.

    D,D,D. Vagin largement développé ; ses rides effacées par la présence de la tumeur.

    E,E. Trompes de Fallope à l'état normal.

    F,F. Ovaires également sains.

Les vaisseaux ovariens étaient très volumineux, et les ligaments larges fortement injectés.

    G. Portion de la vessie renversée.

    H,H. Ligaments ronds, vus à travers le péritoine.

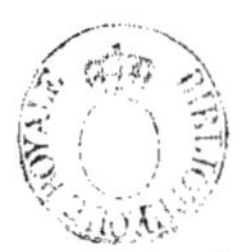

PLANCHE XXII.

Coupe verticale de l'Utérus qui fait le sujet de la figure précédente.

Cette figure représente l'épaisseur de la lèvre antérieure du museau de tanche, et son étendue. L'orifice que l'on voit sur la planche XXI se trouve ici en arrière; il est indiqué par le stylet A, qui pénètre dans la cavité B de l'utérus. On remarquera l'extrême épaisseur des parois du corps de ce viscère.

    C,C. Granulations blanchâtres qui pénètrent le tissu de l'utérus.

    B. Nombreux orifices des vaisseaux de la cavité utérine, qui produisirent une hémorrhagie mortelle.

    D,D,D. Coupe de la tumeur formée par la lèvre antérieure du museau de tanche. On y distingue une multitude de granulations dures, d'un blanc bleuâtre, comme cartilagineuses, dont la totalité du tissu de l'organe se trouvait farcie.

PLANCHE XXIII.

FIG. 1**ʳᵉ**. *Tuméfaction squirrheuse de la lèvre postérieure du museau de tanche.*

Cette tuméfaction s'est rencontrée sur l'utérus d'une femme morte de phthisie tuberculeuse, à la suite d'un avortement dans le sixième mois de la grossesse.

A. Fond de l'utérus.

B. Disposition *palmée* des plans fibreux de l'utérus pendant le cours de la grossesse.

C,C,C,C. Trompes groupées sur la face postérieure de l'utérus et décrivant chacune une anse, dans laquelle se trouvent encadrés les ovaires qui sont fortement adhérents à la paroi postérieure de l'utérus, au moyen de nombreux replis morbides des ligaments larges.

D,D. Ovaires.

E,E. Ligaments larges.

F. Lèvre postérieure du museau de tanche, d'un tissu squirrheux, ayant environ un pouce d'épaisseur.

G. Tumeur hydatidiforme sur l'angle supérieur et extérieur gauche du fond de l'utérus. Ce kyste, du volume et de la forme d'une figue ordinaire, était transparent et contenait un fluide séreux et jaunâtre.

FIG. 2.

Museau de tanche squirrheux; orifice largement ouvert; ses bords minces, durs, découpés.

Cette disposition, qui se rencontrait chez une femme éminemment lymphatique, était accompagnée de flueurs blanches très abondantes.

FIG. 3.

Tuméfaction; induration du museau de tanche, parsemé à sa surface de points livides sur un fond violacé. Disposition également accompagnée de flueurs blanches abondantes.

Cette dame était blonde, pâle, ayant tous les muscles mous et flasques. La mère et une sœur de cette dame, ainsi affectées, venaient de succomber à un cancer de la matrice.

PLANCHE XXIV.

*Cancer fongueux ou **Choufleur** du Museau de Tanche.*

Cette affection est accompagnée de pertes de sang très considérables, et aussi d'une sécrétion de sérosité limpide, inodore, prodigieusement abondante.

Fig. 1re.

A. Corps de l'utérus supposé à l'état naturel ; mais on remarquera que la *lèvre postérieure* du museau de tanche est portée à gauche, et que la *lèvre antérieure*, convertie en une tumeur énorme, désignée sous le nom de *choufleur*, est dirigée à droite.

B. Paroi antérieure du corps de l'utérus.

C,C. Choufleur de la lèvre antérieure du museau de tanche.

D. Lèvre postérieure du museau de tanche.

E,E. Portion du vagin développé par la tumeur.

Fig. 2.

Vue du pédoncule du choufleur après sa séparation, au moyen de ciseaux courbés sur le plat. On avait préalablement jeté une ligature sur le collet de la tumeur pour l'amener hors de la vulve.

La coupe de cette tumeur présente un tissu lardacé qui n'a pas tardé à dégénérer en un cancer épouvantable auquel cette femme a succombé dix à douze mois après l'opération.

A. Coupe du pédoncule.

B. Lèvre antérieure du museau de tanche.

C. Lèvre postérieure du museau de tanche.

D. Le vagin revenu presque à l'état normal.

Fig. 3.

Autre choufleur, moins développé que le précédent. On essaya d'abord d'amener la tumeur à la vulve au moyen d'érignes que l'on avait enfoncées dessus à plusieurs reprises, et qui chaque fois emportaient avec elles un lambeau de la tumeur. Le lendemain on appliqua une ligature comme dans le cas précédent, et l'on fit l'excision de la tumeur avec les ciseaux plats. Ici on emporta, en même temps, la totalité du museau de tanche.

Fig. 4.

Portion retranchée du col de l'utérus de la figure 5.

A. Portion renversée du col, dont le tissu mince et très ramolli permettait d'en abaisser un bord pour faire voir les granulations de la surface interne.

B,C. Stylet passé dans le col par son orifice externe.

D. Lèvre antérieure du museau de tanche.

E. Lèvre postérieure.

F. Débris de la tumeur après son ablation.

G,G. Lambeaux de membranes très fines et fortement injectées de sang, qui recouvraient la tumeur.

Fig. 5.

Cicatrice du moignon du col de l'utérus, quinze jours après l'opération.

Nota. Cette dernière tumeur, après son excision, avait perdu sa forme et les trois quarts de son volume. La première, qui fut enlevée en totalité et du premier coup, a conservé à peu près tout son volume et sa forme ; seulement sa coloration en un rouge vif fut promptement dissipée dans l'eau, où elle fut plongée de suite.

Sa coloration dépendait donc de la membrane qui l'enveloppait. Elle s'enfonçait dans les interstices des granulations de la tumeur, comme la pie-mère s'enfonce entre les circonvolutions du cerveau. Lorsque cette membrane fut enlevée, la tumeur représentait absolument la surface granulée du choufleur dont elle a emprunté le nom chez les Anglais.

PLANCHE XXV.

Fig. 1re. *Excision du col de l'Utérus* (1).

Cette pièce avait été le sujet d'une grave discussion. La femme sur qui elle avait été prise avait eu un ulcère du col de l'utérus. Elle fut admise à l'École pratique de la Faculté de médecine de Paris. Après un examen de plusieurs médecins, il fut reconnu que cet ulcère était de nature cancéreuse et qu'il convenait d'enlever la portion malade avec des ciseaux. M. Bougon, chirurgien alors de cette clinique, fit l'opération. La tumeur enlevée, il survint une inflammation violente de l'utérus qui se propagea rapidement au péritoine, et la femme mourut quelques jours après.

Les parties, après la mort, furent examinées avec soin par un grand nombre de chirurgiens et de médecins : les uns persistaient dans leur opinion pour un cancer du col de l'utérus, les autres n'y virent autre chose qu'une affection vénérienne, qui aurait pu être traitée par des moyens plus doux et plus sûrs dans leurs résultats ; ceux-ci voyaient dans l'ulcération qui restait sur la paroi postérieure du vagin tous les caractères d'un ulcère vénérien, tandis que l'opérateur et ses amis n'y reconnaissaient que l'effet des ciseaux courbes sur le plat, qui avaient pincé et endommagé le vagin pendant les tentatives d'excision du col. Tels sont les détails que nous a donnés sur ce cas M. le docteur Guillou.

Nous avons copié la pièce aussi exactement que possible, et nous la produisons ici sans autre commentaire.

A. Coupe de l'utérus sur sa paroi antérieure.

B. Lieu d'excision du museau de tanche.

C,C,C. Ulcérations de la surface du vagin, soit qu'elles aient précédé l'opération, soit qu'elles en aient été le résultat.

D. Petites granulations qui se faisaient remarquer à la surface du vagin.

E,E. Épaisseur des parois de la matrice. Tissu ferme et à l'état normal.

F. Cavité de l'utérus.

G,G. Cordons sus-pubiens.

H,H. Trompes de Fallope d'un rouge plus intense qu'à l'état naturel.

I,I. Ovaires sains.

K,K. Ligaments larges, tissu épaissi, fortement injectés.

Fig. 2. *Utérus chez une fille chaste.*

A. Utérus vu par sa paroi postérieure.

B. Rectum renversé, pour faire voir les adhérences avec l'utérus.

C,C. Membranes morbides.

D,D. Tumeurs tuberculeuses, communes à l'utérus et au rectum.

E. Trompe droite oblitérée et adhérente à l'ovaire.

F. L'ovaire droit.

G. Kiste rompu présentant la forme de la corolle d'un liseron.

H. Trompe gauche, à l'état morbide adhérente à l'ovaire.

I. Ovaire gauche hypertrophié.

J. Ligament large.

(1) Figure d'un utérus qui nous a été communiqué par le docteur Guillou.

PLANCHE XXX.

Fig. 1. *Dégénérescence cancéreuse de l'Utérus avec destruction du col de l'organe.*

A. Coupe verticale de l'utérus, sur sa ligne médiane, en deux portions latérales.

B. On remarque, sur la tranche de chaque portion, l'épaississement de chaque paroi et la couleur rouge de son tissu lardacé. Il ne restait de la cavité qu'un léger sillon occupé par un petit corps fibreux pédiculé C.

D,D. La vessie ouverte par sa paroi pubienne, pour laisser voir l'ulcère cancéreux de cet organe correspondant à la paroi postérieure du col de l'utérus, entièrement détruit par un ulcère de même nature, et dont le bord, d'un gris noirâtre, était en tout semblable à celui de la fig. 2. Le museau de tanche n'était point entamé.

F,F. Bourrelet d'un tissu lardacé de trois lignes d'épaisseur, découpé en festons assez réguliers, présentant sur son bord libre une substance d'un gris sale.

Fig. 2. *Utérus vu par sa face postérieure.*

Destruction totale du col de l'utérus, d'une portion des trompes et des ovaires, qui se trouvaient accolés de chaque côté de l'organe. Les trompes étaient oblitérées et frappées de la dégénérescence cancéreuse, ainsi que le cordon des ovaires et les ovaires mêmes.

A. Le corps de l'utérus, sans la moindre trace de cavité ni d'orifice.

B. La portion ulcérée, présentant une surface inégale, d'un gris ardoisé.

C,C. Concrétions mélangées de gris sale et de jaune à la surface muqueuse du vagin.

D. Tumeur entièrement graisseuse, d'un jaune foncé.

E,E. Ligaments des ovaires ulcérés.

F,F. Trompes également ulcérées.

PLANCHE XXXI.

Coupe du Bassin vu de profil.

Cancer de l'Utérus, du Rectum, de la paroi postérieure du Vagin, avec destruction totale du Museau de Tanche, sans hémorrhagie précédente.

La femme qui a fourni cette pièce pathologique, était depuis long-temps sujette à une constipation opiniâtre. Elle n'en éprouvait d'autres résultats que des borborygmes, des coliques intestinales et de violentes douleurs pour aller à la garde-robe; fonction qui ne s'opérait que tous les 8, 12 et 15 jours.

C'est après de violents efforts pour aller à la garde-robe, pendant son séjour à la Maison de Santé, que la malade s'aperçut que les excréments sortaient par le vagin.

Il était difficile de s'assurer de l'état des parties; le bord postérieur de l'orifice du vagin, très épais et très dur, s'élevant presque au niveau du bord inférieur des pubis, nous pûmes à peine y introduire le doigt.

La mort ne tarda pas à mettre fin à cette dégoûtante infirmité.

A. L'utérus sans la moindre trace de cavité. Le tissu dont il était composé, ressemblait à du savon blanc pour la couleur et la consistance.

B. Le rectum. Perforation par amincissement du rectum.

C,C. Perforation du tissu de l'utérus depuis le fond de l'organe jusqu'à son orifice, occasionée par les matières stercorales qui se sont frayé cette voie.

M. Portion épaissie du rectum; son adhérence intime avec la paroi postérieure du vagin. Ce dernier canal également affecté de la même dégénérescence.

D. Bord antérieur et tuméfié du vagin qui favorisait la rétention des matières stercorales dans cette gaine vulvo-utérine.

E,E. Matière stercorale provenant de la rupture indiquée par le stylet F.

G. Paroi antérieure du vagin.

H. La vessie.

I. Le pubis droit.

J. La grande lèvre droite.

K. Le sacrum.

L. Le sphincter de l'anus.

PLANCHE XXXII.

Fig. 1. *Utérus affecté de ramollissement avec phlébite de cet organe, chez une femme âgée de vingt-trois ans, accouchée depuis trois semaines.*

Cette pièce pathologique, qui nous a été communiquée par M. Collineau, médecin en chef de la prison de Saint-Lazare, est représentée ouverte antérieurement sur sa ligne médiane.

    A,A. Coupe longitudinale.

    B,B. Cavité du corps de l'organe.

    C,C. Coupe du propre tissu de l'utérus, d'un rouge foncé, spongieux comme celui de la rate.

    D. Lambeau de placenta resté attaché à l'utérus.

    E,E,E. Vaisseaux veineux à parois blanches, épaisses et d'une dilatation si considérable, qu'ils furent pris d'abord, à la simple inspection, pour des abcès tuberculeux : ces canaux étaient remplis d'un pus épais, jaune et bien lié.

    F,F. Trompes.

    G,G. Ovaires.

    H,H. Origine des cordons sus-pubiens.

Fig. 2. *Uretère occupé par un calcul rameux.*

Cette figure représente l'uretère occupé par un calcul qui, par ses rapports de voisinage, a donné lieu à un rétrécissement de la veine cave inférieure, à une grande dilatation des veines du bassin, à une congestion des vaisseaux de l'utérus, et par suite, à l'ulcération de cet organe. Dessin original de M. J. Cloquet, avec l'explication suivante :

« Je trouvai, sur une femme de cinquante ans, l'uretère rempli par un calcul rameux ; cet uretère est oblitéré, changé au-dessous en un gros cordon squirrheux. La tumeur qu'il forme, comprime tellement la veine cave inférieure, que cette veine se termine en entonnoir, et permet tout au plus le passage d'une sonde de femme. Au-dessus, elle est vide ; au-dessous, elle est toute remplie par de la fibrine solide qui occupe toute la capacité des grosses veines du bassin et de la partie supérieure des cuisses. Au bas des membres, qui sont infiltrés, les veines contiennent du sang fluide ; les grosses veines du bassin et de la cuisse sont remplies par cette fibrine, et tapissées par une fausse membrane qui adhère à cette fibrine, comme dans les anévrysmes. L'artère aorte est parfaitement libre ; il y a abcès dans la région lombaire droite. Infiltration considérable dans le dos et dans le bassin. Tous les organes contenus dans la cavité pelvienne, la matrice, les trompes, les ganglions lymphatiques sont engorgés et squirrheux. Le pus de l'abcès est d'une odeur un peu fade : je ne crois pas qu'il vienne d'une carie.

    A. Uretère droit.

    B. Point dilaté.

    C. Calcul rameux.

    D. Extrémité de l'uretère oblitérée et squirrheuse.

    E. Veine cave inférieure.

    F. Sa portion étranglée.

    G. Veines iliaques internes.

    H,H. Face interne des veines iliaques internes.

    J. Aorte inférieure.

    K. Artère iliaque interne, tirée de côté pour laisser voir la disposition de l'uretère et la compression qu'il a exercée sur le tronc de la veine cave.

    L. Artère iliaque interne du côté gauche.

Fig. 3. *Varicocèle des cordons sus-pubiens.*

Cet état variqueux des deux ligaments ronds, dont un seul spécimen est ici représenté, s'est rencontré chez une femme de soixante ans ; les veines noueuses, tortillées, remplissaient totalement le canal inguinal ; l'aspect de la tumeur que formaient ces ligaments variqueux avait fait croire à l'existence de deux sacs de hernies inguinales. (Copié sur l'original de M. J. Cloquet.)

    A. Canal inguinal.

    B. Varices des veines du cordon sus-pubien.

    C. Tissu fibreux du cordon.

PLANCHE XXXIII.

Fig. 1. *Mélanose des Trompes utérines avec oblitération de leurs orifices. Congestion sanguine de l'Utérus. Vésicules miliaires sur le Museau de Tanche.*

La femme à qui appartenait cet utérus fut apportée mourante à la Maison de Santé, en septembre 1831, hémiplégique depuis quelques jours et dans un état de suffocation imminente.

A l'autopsie on trouva tous les viscères emphysémateux.

A,A. L'utérus, du double de son volume naturel, d'un rouge foncé, d'un tissu mou ; la face interne, laissant suinter sous la pression, des *centaines* de gouttelettes de sang (cette femme était sujette, depuis quelque temps, à des métrorrhagies assez abondantes).

B,B. Les vésicules miliaires sur le museau de tanche, se détachant sur un fond brun violâtre.

Ces vésicules contenaient une humeur muqueuse, filant à la pointe du scalpel.

C,C. Les trompes, du volume d'un petit œuf de poule, étaient oblitérées à leur extrémité libre 1. Les franges étaient en partie renfermées dans leur pavillon 2. L'intérieur de ces deux canaux était injecté de matière d'un bleu foncé ; ils étaient sillonnés sur leur longueur de crêtes grisâtres 3.

D. L'ovaire droit contenait également des vésicules noirâtres et un tissu muqueux de même couleur ; il contenait en outre un corps noir, ovoïde, d'un tissu compact et du volume d'une petite noisette.

E. L'ovaire gauche hypertrophié, du double de son volume ordinaire, sain du reste.

F. Sur la face externe du corps de l'utérus, une longue vésicule membraneuse était remplie d'une humeur séreuse et jaunâtre.

Cette disposition nous paraît être celle qui précède l'hydropisie des trompes et celle de l'ovaire, disposition qui peut être également désignée sous le nom de *mélanose.*

Les fig. 2, 3 et 4 représentent les ovaires d'une femme morte d'une variole confluente, dans le septième mois de sa grossesse.

Fig. 2. *Ovaire droit avec tumeur d'un rouge-brun.*

A. Tumeur d'un rouge-brun, vasculeuse.

Fig. 3. *Le même vu à l'intérieur.*

A. Membrane vasculeuse de la tumeur.

B. Kyste contenant une substance noire solide.

C,C. Autres petits kystes contenant la même substance.

Fig. 4. *Ovaire gauche du même sujet.*

A. Cicatrice récente.

PLANCHE XXXIV.

Hydropisie de la Trompe et de l'Ovaire gauches.

Cette figure représente une hydropisie de la trompe et de l'ovaire gauches chez une jeune fille que l'on soupçonnait à tort d'être récemment accouchée.

A. La trompe gauche est adhérente en C à la paroi postérieure de la vessie.

B. On y remarquait de nombreux vaisseaux d'un rouge vif.

D. Pavillon de la trompe et orifice externe de la trompe oblitérée. Les bords frangés ont entièrement disparu.

E,E. Ovaire gauche développé sous la forme d'un kyste épais, volumineux, et adhérent avec le rectum, au moyen de fausses membranes. F,F.

G. Ovaire droit, plissé, dur, rugueux à sa surface ; il est ouvert sur sa longueur pour laisser voir sa cavité qui contenait un peu de matière puriforme.

H. Trompe droite à l'état normal.

I. Corps de l'utérus.

K. Museau de tanche.

L. Le vagin ouvert sur sa longueur.

M. Ligament large droit.

N. Le rectum.

O. Canal de l'urètre.

(L'observation de ce cas est consignée dans mon *Mémoire sur les causes de l'avortement*, observation XX, page 96.)

PLANCHE XXXV.

Deux cas d'Hydropisie enkystée de la Trompe.

Fɪɢ. 1. *Hydropisie de la Trompe droite.— L'utérus vu par sa paroi postérieure.*

Cette pièce a été trouvée par M. J. Cloquet, sur une femme âgée de 5o ans.

A. Trompe dilatée, formant des flexuosités, se rétrécissant de plus en plus pour se terminer près de son insertion à l'utérus par une cavité à parois épaisses, blanchâtres, à cellules *ne communiquant pas avec l'utérus.* La surface de la trompe était parsemée de beaucoup de vaisseaux.

B. Kyste séreux de l'ovaire, adhérent à la portion développée de la trompe.

C. L'ovaire.

D. Ligament de l'ovaire. L'hydropisie de la trompe est formée par un fluide jaunâtre, transparent.

Fɪɢ. 2. *Polype cancéreux. — Hydropisie des deux Trompes et des deux Ovaires.— Utérus déprimé sur son fond, vu par sa face antérieure.*

La femme de laquelle fut extraite cette pièce pathologique, était âgée de 6o ans.

A. Polype cancéreux, supporté par un large pédicule blanc, d'un tissu ferme, comme fibreux, implanté au fond de la matrice, se continuant avec ce fond dont il détermine le renversement en forme d'entonnoir. B. Ce polype se joignant d'une manière insensible avec le tissu de la matrice. En bas il s'épanouit en franges molles, pultacées, rouges, brunes, parsemées de vaisseaux nombreux, et tombant en fonte putride. C,C. La grosseur de ce polype détermine un grand élargissement du vagin D, qui présente quelques franges comme squirrheuses.

E,E. Le col de l'utérus est très dilaté (de la grandeur d'un écu), fibreux, résistant, laissant passer le fond de l'utérus à l'endroit où celui-ci se continue avec le pédicule du polype. La membrane muqueuse du vagin est gonflée, molle, pulpeuse, présente des ulcérations légères, superficielles, et de plus quelques végétations en crêtes de coq.

La trompe gauche présente une hydropisie. Elle forme un kyste flexueux, peu volumineux à l'endroit où il répond au tubercule précédent, et où il se termine en cul-de-sac, renflé, tortueux, à l'autre extrémité replié sur lui-même, F, il se courbe en bas et en arrière, et vient s'appliquer à la surface d'un kyste oblong, formé par l'ovaire G.

Cette trompe est remplie par un fluide muqueux jaune, semblable à une gelée, d'une odeur fade. Là, l'extrémité interne de la trompe se termine par une espèce de cul-de-sac H, et l'externe par un renflement considérable, dans lequel on reconnaît encore les franges du pavillon qui font saillie en dedans, I.

Cette dilatation communique par une ouverture assez large et arrondie à un autre petit kyste appliqué sur le contour du kyste de l'ovaire G.

G. Le kyste de l'ovaire gauche est oblong, à parois blanches, épaisses, sans communication. L'ovaire est appliqué et étendu dessus. Ce kyste est ridé, aplati sur lui-même. Au-dessous existe un autre kyste rempli d'une matière tuberculeuse.

K. La trompe droite offre une semblable dilatation, mais moins considérable. Elle se termine de même par un cul-de-sac L, à deux pouces et demi de l'utérus. Son autre extrémité rétrécie, communique avec une petite cavité M, formée par le pavillon. Cette cavité offre une petite ouverture sinueuse, véritable petit canal d'une couleur noirâtre, et qui va s'ouvrir dans le grand kyste de l'ovaire correspondant, N. Le fluide passe facilement par ce petit canal de la cavité de la trompe L, dans celle du kyste N. Ce kyste est presque vide. Le liquide qui y est contenu est peu abondant, séreux, fluide, et nullement glutineux. (Cette description appartient, ainsi que ces deux figures, à M. le professeur J. Cloquet.)

Fɪɢ. 3.

La même matrice, vue supérieurement, offre une cavité triangulaire, formée par trois grands plis, et dans laquelle on peut introduire le doigt. Elle passe à travers le col de l'utérus.

H. Un gros tubercule comme squirrheux, comparable, pour les propriétés physiques, aux tumeurs verruqueuses de la peau, est près de s'engager dans cette cavité de l'utérus. Cette tumeur squirrheuse H, répond à l'insertion de la trompe et l'obstrue entièrement.

PLANCHE XXXVI.

Grossesse tubaire observée à la Maternité chez une jeune femme, en 1816.

Le fœtus s'était développé dans la trompe gauche. Après la rupture spontanée de ce canal, qui avait été pour lui un organe d'incubation, la femme ne tarda pas à succomber à cet accident. On trouva le fœtus situé sur la fosse iliaque gauche, F,F.

La matrice molle, rouge et assez volumineuse, était tapissée d'une membrane pulpeuse rougeâtre.

    A. Grand lobe du foie.
    B. Vésicule biliaire.
    C. L'estomac.
    D. L'épiploon adhérent à la trompe gauche.
    E. Intestins.
    F,F. Kyste formé par la trompe gauche.
    G. Corps de l'utérus.
    H. Fœtus.
    I. Cordon ombilical.

Cette figure est copiée d'après le dessin original de M. J. Cloquet.

Nota. C'est par erreur du graveur que la lettre C,C,C. qui indique les intestins, est portée aussi sur l'épiploon dont la portion adhérente est marquée D. Marquez aussi d'un D,D, la grande portion relevée de l'épiploon mal à propos indiquée par *e, e.*

PLANCHE XXXVII.

Fig. 1re *Représentant diverses affections de l'Ovaire à l'état naissant.*

Ovaire pris sur une jeune fille vierge, âgée de dix-huit ans, morte d'une phthisie pulmonaire. Elle n'avait été réglée que quelques mois.

L'Ovaire droit très volumineux est surmonté à sa face supérieure d'un kyste transparent, du volume d'une grosse prune, et contenant un fluide jaunâtre légèrement muqueux. Coupé par tranche, l'intérieur de l'ovaire présentait de nombreuses vésicules incolores. Un autre kyste du volume d'un pois, également transparent, était suspendu par un long filet au bord de l'ovaire.

Fig. 2.

Ovaire d'une femme récemment mariée qui a succombé à une fièvre typhoïde.

Fig. 3.

Le même ovaire coupé sur son épaisseur fait voir la tranche de la petite tumeur du premier. Ce corps organisé est le corps jaune ou *corpus luteum*.

Fig. 4.

Ovarite. Chaque vésicule était injectée de vaisseaux d'un rouge vif, d'une finesse extrême.

Fig. 5.

Ovaire du volume d'un gros œuf, pris chez une femme de dix-huit ans, récemment accouchée à terme. Elle avait repris son métier de blanchisseuse le huitième jour de ses couches, par un froid des plus rigoureux. Elle a succombé le quinzième jour à une métrorrhagie, et à un épistaxis des plus violents. Les vésicules très volumineuses sont d'un blanc nacré, et entourées d'un fluide muqueux semblable à celui qu'elles renferment.

Fig. 6.

Jeune fille, aussi blanchisseuse, morte d'une méningite, avait été mal réglée depuis que la menstruation s'était établie. L'utérus était atrophié; les deux ovaires très volumineux, blancs, d'un tissu mou, contenant des vésicules transparentes. Dans le gauche, des corps hydatidiformes étaient du volume d'une noisette et contenaient un fluide transparent, tenace et filant entre les doigts.

Fig. 7.

Ovaire droit du même sujet; un peu moins gros que l'autre : les vésicules moins volumineuses et plus multipliées, contenant un fluide de même nature.

Fig. 8.

Cette pièce pathologique fut prise sur une fille âgée de dix-huit ans, qui avait succombé à une gastro-entérite aiguë. Cette fille sur le point de se marier avait éprouvé des contrariétés relativement à son mariage.

A. Utérus d'un rouge foncé.
B. Le corps de l'utérus plus développé était d'un tissu ferme.
D. Museau de tanche.
E,E. Les trompes étaient d'un rouge vif et très développées.
F,F. Ailerons de l'ovaire.
G,G. Ovaires du double de leur volume ordinaire, bosselés à leur surface, ressemblant, pour la disposition de leurs granulations et de leur couleur, à deux grappes de cassis : la surface de chaque tranche était noire et représentait des cercles grisâtres, formés par les vésicules qui se trouvaient coupées en différents sens.

PLANCHE XXXVIII.

Utérus provenant d'une femme âgée de vingt-six ans, que l'on croyait enceinte de quatre mois et demi, et qui a succombé à une entéro-péritonite. Elle n'avait jamais eu d'enfants.

L'Utérus vu par sa paroi postérieure, avait près du double de son volume naturel. Son tissu, d'un rouge foncé, était mollasse ; son orifice à l'état normal.

A. Ovaire droit, sphérique, du volume du poing, rempli de matière solide, tenace, verdâtre, d'une odeur pénétrante. Le kyste, d'un brun-violet à l'extérieur, avait environ une ligne d'épaisseur ; sa face interne était tapissée d'une membrane fine et consistante.

B. L'Ovaire gauche, de forme conique, du volume d'un gros œuf de cygne, d'un tissu mou, était rempli d'une matière purulente, épaisse, d'un blanc jaunâtre et bien liée. Cet organe était couvert de putrilage et adhérait à la flexure sigmoïde du colon.

D. Matière contenue dans ce kyste.

PLANCHE XXXIX.

Dégénérescence des deux Ovaires chez une femme de vingt-deux ans.

L'Ovaire droit, du poids de sept livres, prit cet accroissement extraordinaire en neuf mois : ce qui donna lieu de croire à la grossesse fœtale, les douleurs qui survinrent au neuvième mois simulant celles du travail de l'accouchement. L'extrémité inférieure de la tumeur s'étant engagée dans le bassin, plusieurs accoucheurs successivement appelés, prirent cette tumeur les uns pour la tête, les autres pour les fesses de l'enfant. Feu Désormeaux qui fut consulté, reconnut l'existence d'une tumeur extrà-utérine, dont il était difficile, alors, de déterminer la nature. La malade fut apportée à la Maison de santé, et nous pûmes, mais après beaucoup de peine, reconnaître l'utérus à l'état de vacuité. Après avoir séjourné vingt jours dans l'établissement, la malade mourut d'une péritonite consécutive. (1)

Autopsie. Les intestins grêles étaient déjetés à gauche ; le bord supérieur de la tumeur, A, était en contact avec le grand lobe du foie, qui s'en trouvait recouvert dans une très grande étendue. Cette masse n'était adhérente que par un tissu membrano-vasculeux extrèmement lâche à la trompe du même côté, B,B.

La trompe était très rouge, d'un volume et d'une longueur proportionnés au développement anormal de l'ovaire.

C,C. Renflement mammiforme de la tumeur, occasioné par une collection de sérosité limpide.

D,D,D. Renflements plus petits, également remplis de sérosité.

E,E. Région inférieure de la tumeur, enveloppée du péritoine, à l'état d'inflammation.

F. Utérus atrophié.

G. Le Vagin refoulé en arrière avec l'utérus, et recouvrant une portion de la tumeur.

H. Ovaire gauche, transformé en une masse composée de corps durs, très rapprochés entre eux, présentant à sa surface des inégalités qui indiquaient l'individualité de chaque portion de la tumeur.

I,I,I. Le Bassin.

K. Symphyse des pubis.

(1) Voyez : *Mémoire sur l'une des causes de l'avortement*; Observation XXVI de fausses grossesses, page 123.

PLANCHE XL

Représentant diverses affections de l'appareil utéro-vulvaire.

Fig. 1.

Tumeur enkystée de la grande lèvre du côté droit, accompagnée d'une affection cancéreuse de la matrice , et d'une destruction totale du col de cet organe.

A. Grande lèvre tuméfiée.

B. Lèvre à l'état normal. Petite lèvre du côté gauche ; celle du côté opposé est effacée. Copiée sur le dessin original du professeur J. Cloquet.

Fig. 2.

Coupe du bassin vu de profil, représentant une partie de l'appareil génital , et des organes affectés par une fistule stercorale , qui, du rectum , communiquait derrière le vagin , jusqu'au bord inférieur de la lèvre droite de la vulve.

A. Lèvre droite de la vulve.

B. Le vagin.

C. Col de l'utérus.

D,D,D. Corps et fond de l'utérus.

E. Lèvre antérieure du museau de tanche.

F,F. Rectum ; anneau tuberculeux très épais , cause du premier rétrécissement du rectum.

G. Portion rétrécie du rectum.

H. Fistules.

I. Fond de la vessie.

K. Face articulaire du pubis droit L.

Fig. 3.

Tumeur encéphaloïde du méat urinaire , traitée par les antiphlogistiques, la compression au moyen d'une bougie urétrale et l'excision de la tumeur atrophiée en partie.

A. Tumeur polylobée.

B. Méat urinaire.

C. L'Orifice du vagin.

D,D. Les petites lèvres.

E. Clitoris.

F. Grandes lèvres.

Fig. 4.

Tumeur fongueuse du méat urinaire , enlevée avec des ciseaux courbes sur le plat.

A. Tumeur rouge, molle.

B. Orifice du méat urinaire.

Nous avons rencontré plusieurs cas de cette nature , guéris par l'excision et la cautérisation.

Fig. 5.

Cancer pancréatique de l'appareil vulvaire, chez une femme qui a succombé à une affection tuberculeuse des poumons, du foie et de l'utérus.

A,A,A. Lobules des petites lèvres. Lobules du clitoris.

C,C. Grandes lèvres. Toute cette masse, supportée par un pédicule commun, pouvait se relever au-devant des pubis; c'est ce que faisait la malade pour satisfaire le besoin d'uriner.

Fig. 6.

Représente la vulve fermée par une longue cicatrice , chez une femme âgée de soixante-six ans. Les grandes lèvres avaient été pendant long-temps le siége d'une dartre accompagnée d'un prurit insupportable ; cette femme, qui vécut avec son mari pendant trente-ans , n'eut jamais d'enfants.

A,A. Cicatrice qui indique la réunion des grandes lèvres. Le méat urinaire seul, est resté libre.

PLANCHE XLI.

Cancer hématode du Clitoris, et le Spéculum brisé de madame Boivin, avec les modifications nouvelles et successives qu'elle a fait subir à cet instrument. (1)

Fig. 1.

Elle représente le clitoris affecté depuis long-temps d'un prurit qui donnait lieu à des frottements continuels avec les linges, ou à des lotions avec l'eau froide, quelquefois avec l'oxycrat, sans en éprouver qu'un soulagement passager. Cet état fut suivi d'un écoulement de sang que la malade croyait venir de l'utérus ; et c'est pour se rassurer qu'elle s'est présentée à notre examen.

Il me fut facile de voir que cette femme se méprenait sur l'organe affecté : la tumeur formée par le clitoris faisait saillie au milieu de la vulve, et tombait sur le méat urinaire ; aussi chaque émission d'urine était-elle excessivement douloureuse.

Cette surface granulée, d'un rouge-brun, saignant au moindre contact, ne présentait, selon nous, d'autres indications que l'excision. Les moyens pécuniaires de cette femme ne lui permettant pas de séjourner à la Maison de santé, où je l'engageai d'entrer, elle se rendit à l'Hôpital Saint-Louis, service de M. Jobert, en février ou mars 1832. On fit l'amputation du clitoris, et la femme s'est parfaitement rétablie : elle est partie depuis pour la Belgique.

    A. Corps du clitoris.
    B. Granulations.
    C. Méat urinaire.
    D. Le vagin.
    F,F. Grandes lèvres de la vulve.

(1) Depuis près d'un an qu'est publié le premier volume du texte de cet ouvrage, où l'on trouve une notice sur le spéculum, page 70, plusieurs personnes ont revendiqué l'honneur de quelques perfectionnements qui nous appartiennent. Puisque ces personnes y ont attaché une assez grande importance pour occuper l'Académie royale de médecine d'une chose qui nous avait paru d'une trop mince valeur pour mériter l'attention de cette savante compagnie, nous croyons devoir rappeler ici, sur-tout pour ceux qui ne possèdent point le texte de cet ouvrage, les divers changements que nous avons fait subir au spéculum, pour l'amener à l'état où il est représenté planche 41 de cet Atlas.

En 1819, le spéculum, tel que M. Récamier le fit exécuter alors, était un simple tube d'étain à surfaces lisses et polies. M. Dupuytren y ajouta un manche recourbé de même métal ; presque dans le même temps, M. Dubois y fit pratiquer une large échancrure sur le bord extérieur pour l'examen des fistules urinaires.

Telle était la forme de l'instrument, lorsque nous en fîmes l'application pour la première fois sous les yeux de M. le professeur Duméril, Maison royale de santé.

C'est encore dans le service de M. Duméril, que je fis échancrer la portion utérine du tube, pour un cas de maladie du col utérin, qui réclamait l'application de cet instrument.

1819. 2° C'est à la même époque, et dans le même lieu, que je fis couper le tube en deux portions égales sur sa longueur; ces deux portions, en forme de gouttières, furent réunies par leurs bords, au moyen d'une pince à anneaux, dont les branches arquées étaient fixées par une soudure à l'extrémité extérieure de chaque fragment du tube. Ainsi, le spéculum réduit de volume, était devenu d'une introduction plus facile; une fois introduit, on pouvait l'amener à un degré d'écartement aussi considérable que l'exploration des parties et l'application du traitement médical pouvaient l'exiger; et on l'y fixait au moyen d'une vis de pression placée au point de jonction des branches à anneaux de l'instrument.

1821. Mais la négligence apportée dans la confection du spéculum me fit sentir la nécessité d'y ajouter *un embout* en étain, qui, recouvrant les bords utérins de l'instrument, s'opposait au rebroussement de la muqueuse du vagin, qui cause souvent de vives douleurs.

1823. Les branches à anneaux rendaient l'instrument peu commode pour mettre à la poche; je les fis remplacer par une boîte en cuivre, soudée au bord extérieur de la gouttière gauche : cette boîte est destinée à recevoir une crémaillère coudée, et soudée au bord extérieur de la gouttière droite. La crémaillère marchait dans la boîte au moyen d'un pignon à engrenage, à pivot, adapté aux crans de la crémaillère; le pivot placé à l'extérieur, au centre du levier horizontal, au moyen d'une clef, faisait marcher le curseur à crémaillère de gauche à droite. Un cliquet placé près de la roue du pivot moteur, sert à fixer les deux gouttières au degré d'écartement où on les amenées.

En 1829, je fis fabriquer cet instrument en argent; j'y fis faire sur le côté une longue échancrure, formée par une plaque qui glisse dans une rainure intérieure, et que l'on peut enlever après l'introduction, soit pour examiner le vagin, soit pour appliquer des sangsues sur quelques points de cette gaine, soit enfin pour y appliquer quelques médicaments jugés nécessaires.

En 1832, je fis ajouter une légère courbure à la branche horizontale, et les gouttières s'écartent davantage encore à leur extrémité interne. Ce dernier instrument qui est fabriqué avec du nickel, me paraît présenter tous les avantages désirables pour l'exploration des parties génitales internes. Il est confectionné par Samson, coutellier-mécanicien, rue de l'Ecole de médecine.

Fig. 2.

Levier fenêtré, pour ramener le col de l'utérus au centre du vagin, dans les cas de déplacements où l'orifice de l'organe n'est pas en rapport avec l'ouverture du spéculum.

Fig. 3.

A,A,A. *Spéculum* fermé et préparé pour son introduction dans le Vagin.
B,B. Curseur ou branche horizontale.
C. Pivot.
D. Cliquet pour fixer l'instrument.
F. Embout.
G. Anneau de la tige qui porte l'embout.

Fig. 4.

Le *Spéculum* ouvert.
B. Curseur.
C,C. Clef adaptée au pivot.
D. Cliquet.
E,E. Plaque à coulisse. L'embout et sa tige que l'on retire de dedans en dehors, après avoir donné deux ou trois tours de clef.

Nota. Nous considérons l'instrument comme ayant deux extrémités : nous appelons extrémité *utérine*, celle qui touche à l'utérus, celle qui porte l'embout ; nous désignons l'autre sous le nom d'extrémité libre du spéculum, parce qu'en effet elle reste libre au dehors des parties pendant l'application de cet instrument.

FIN DE L'EXPLICATION DES PLANCHES.

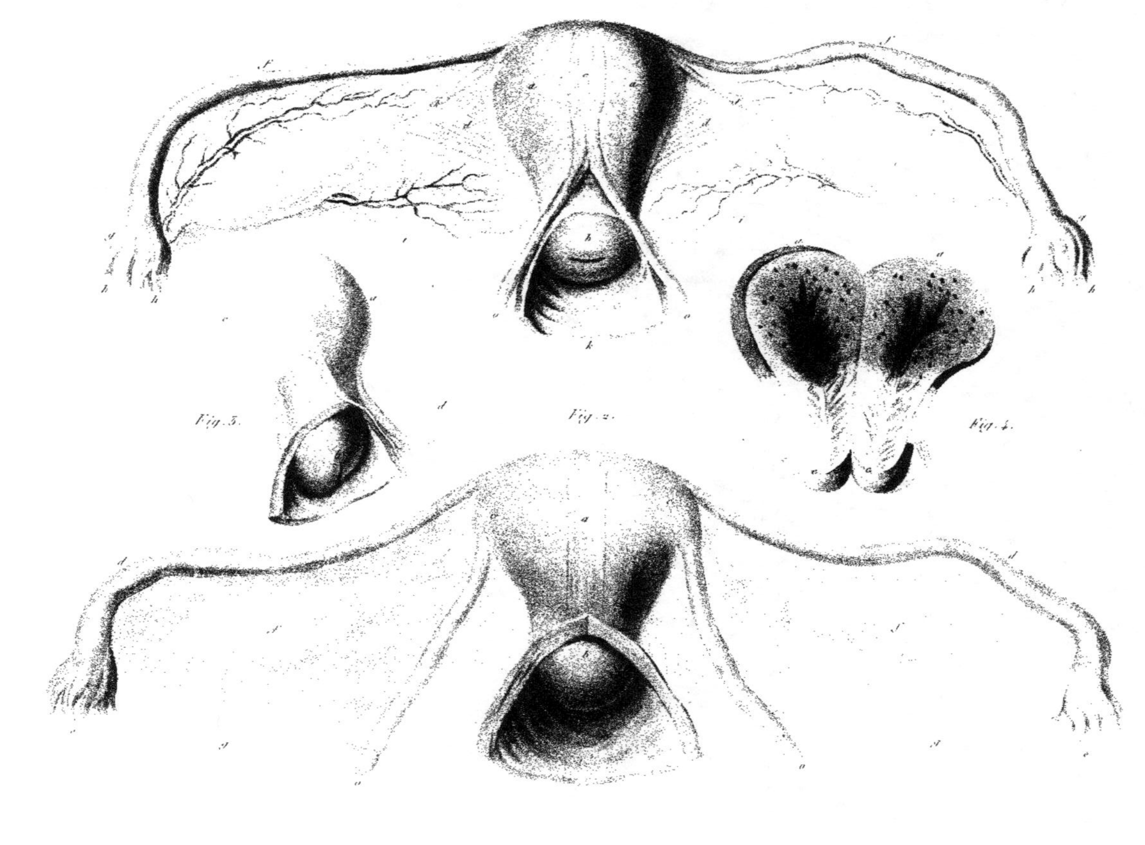
Fig. 1.
Fig. 3.
Fig. 2.
Fig. 4.
Dessiné par Mme Feuret.
Publié par J.-B. Baillière, à Paris.
Imp.rie de Langlois.
Pl. 1.

Fig. 1.

Fig. 2.

Fig. 3.

Fig. 4.

Fig. 5.

Fig. 6.

[illegible] par [illegible]

Publié par J. B. Baillière à Paris.

Impr. de [illegible]

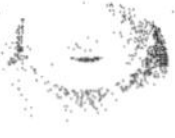

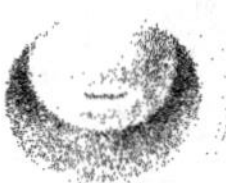

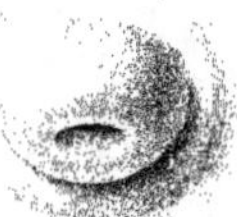

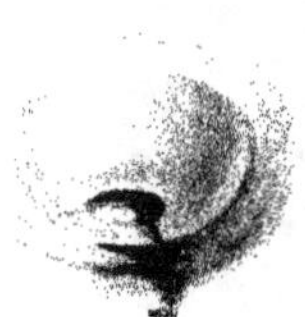

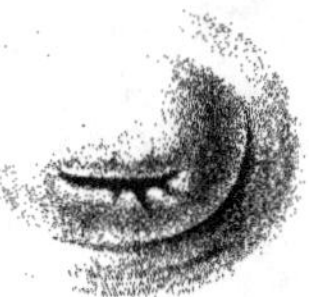

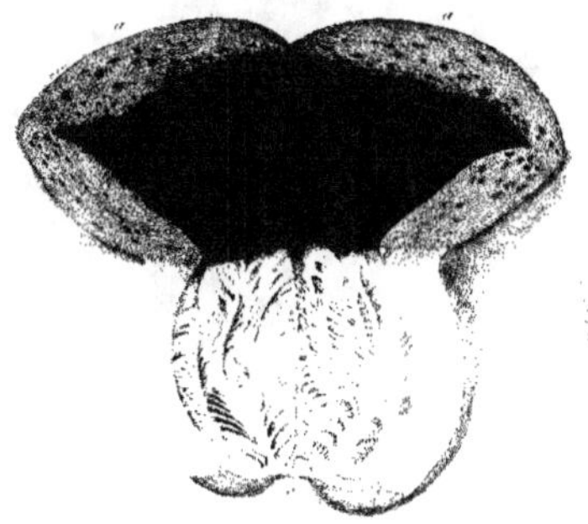

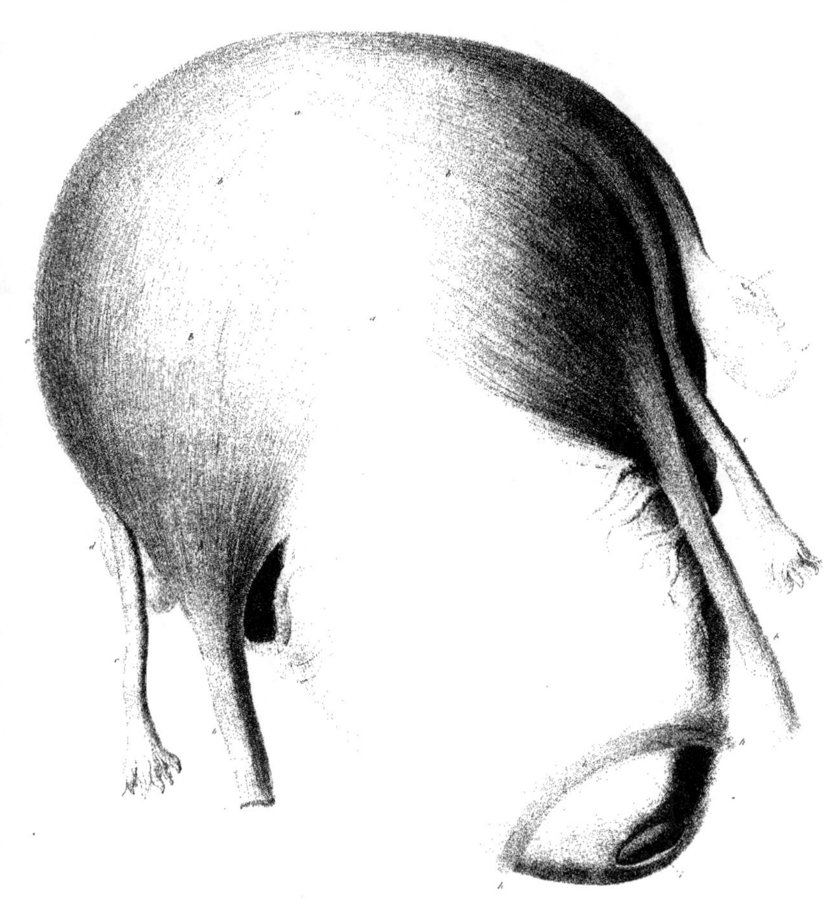

Publié par J. B. Baillière, à Paris.

Impr. de Langlumé.

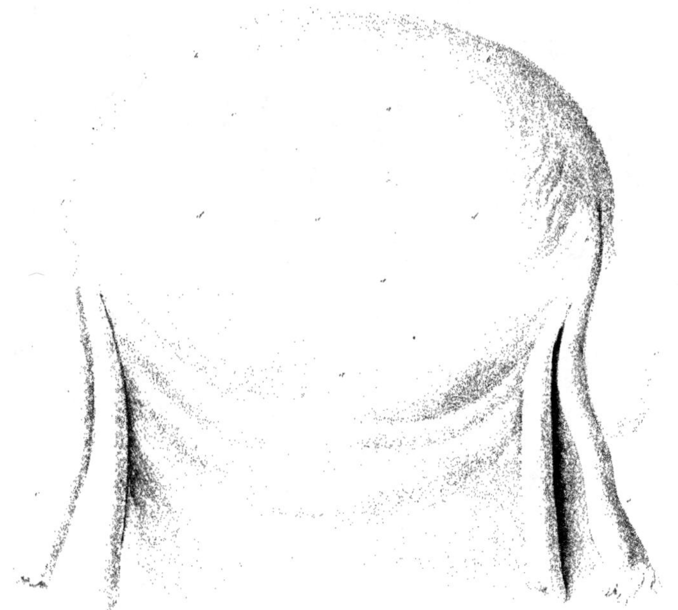

Publié par J. B. Baillière, à Paris.
Impr. de Lemercier.

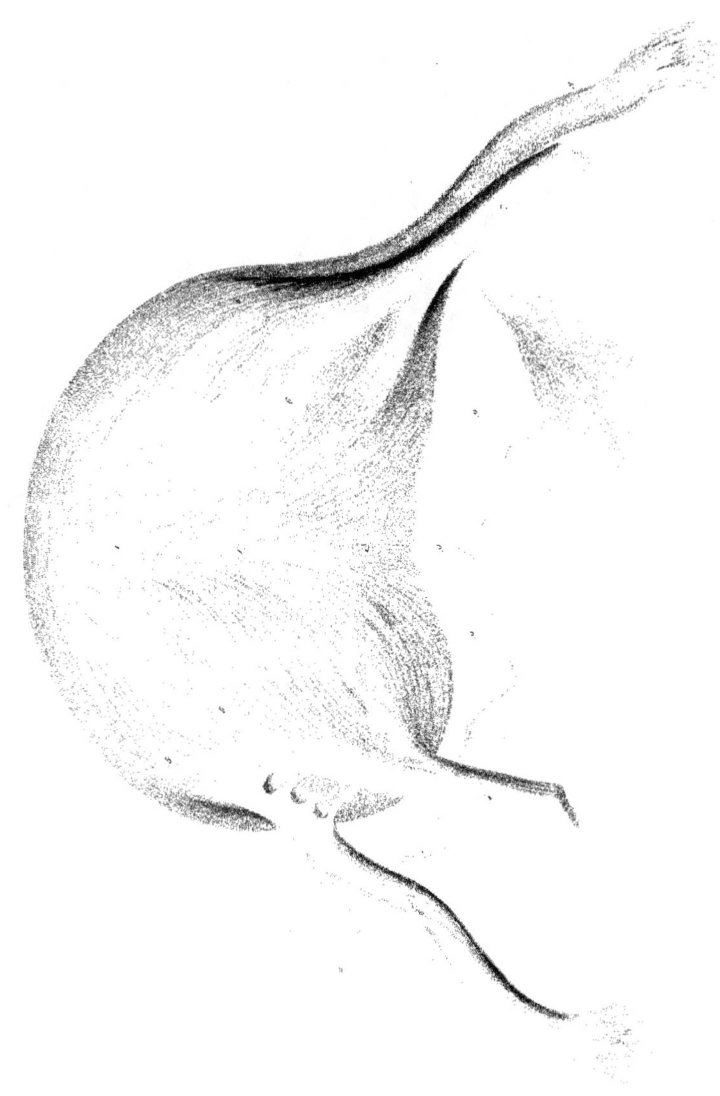

Publié par J. B. Baillière, et Québec.

Imp.te Langlois.

Dessiné par Mme Roux.

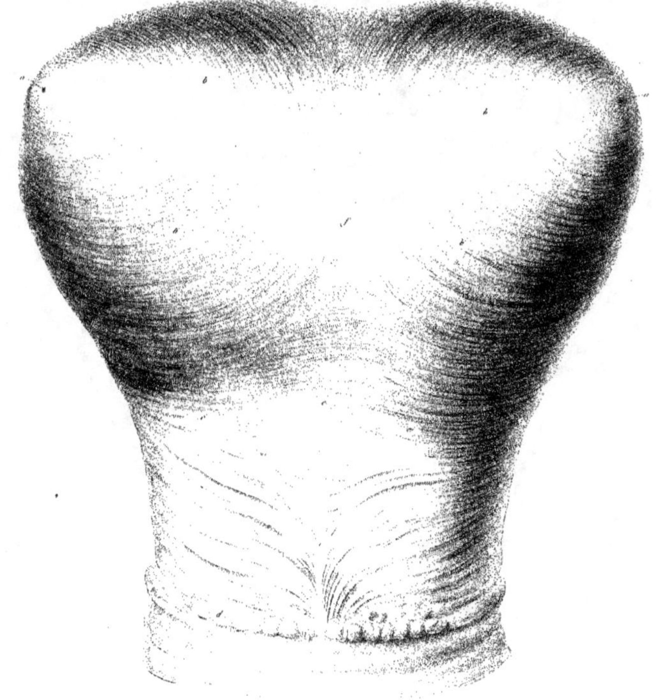

Publié par J. B. Baillière, à Paris.

Impr. de Langlois.

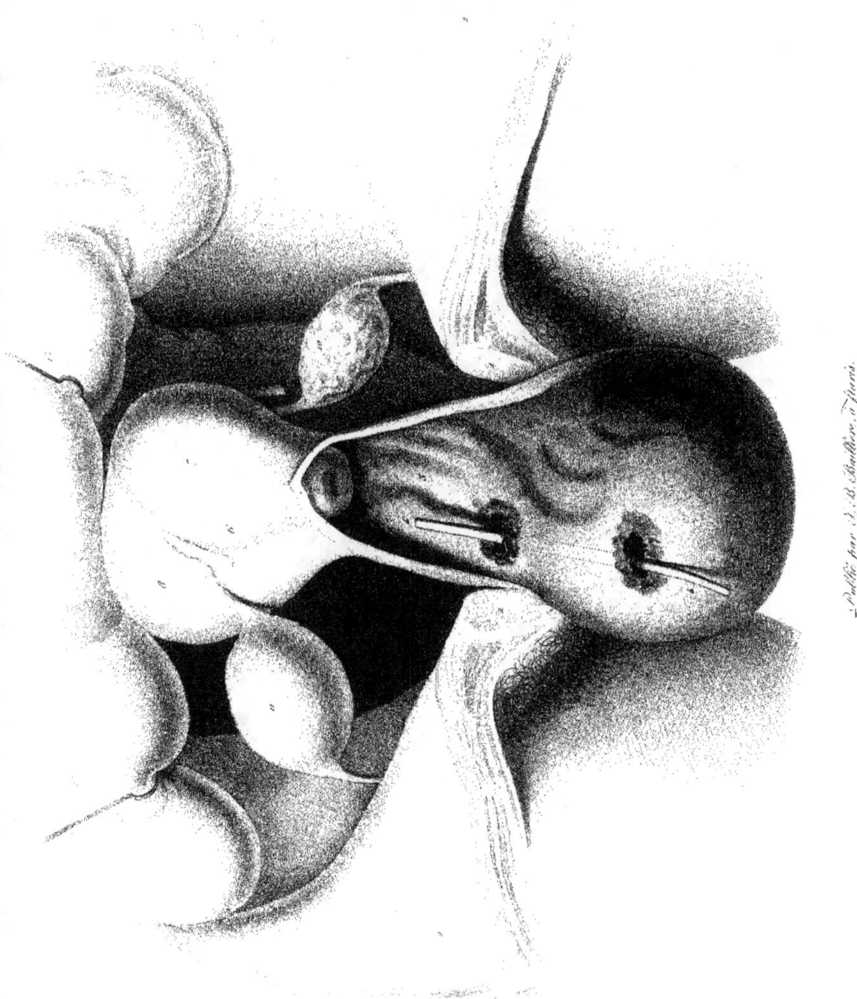
Publié par J. B. Baillière, à Paris.
Imp. de Langlumé.
Dessiné par Mme Thieux

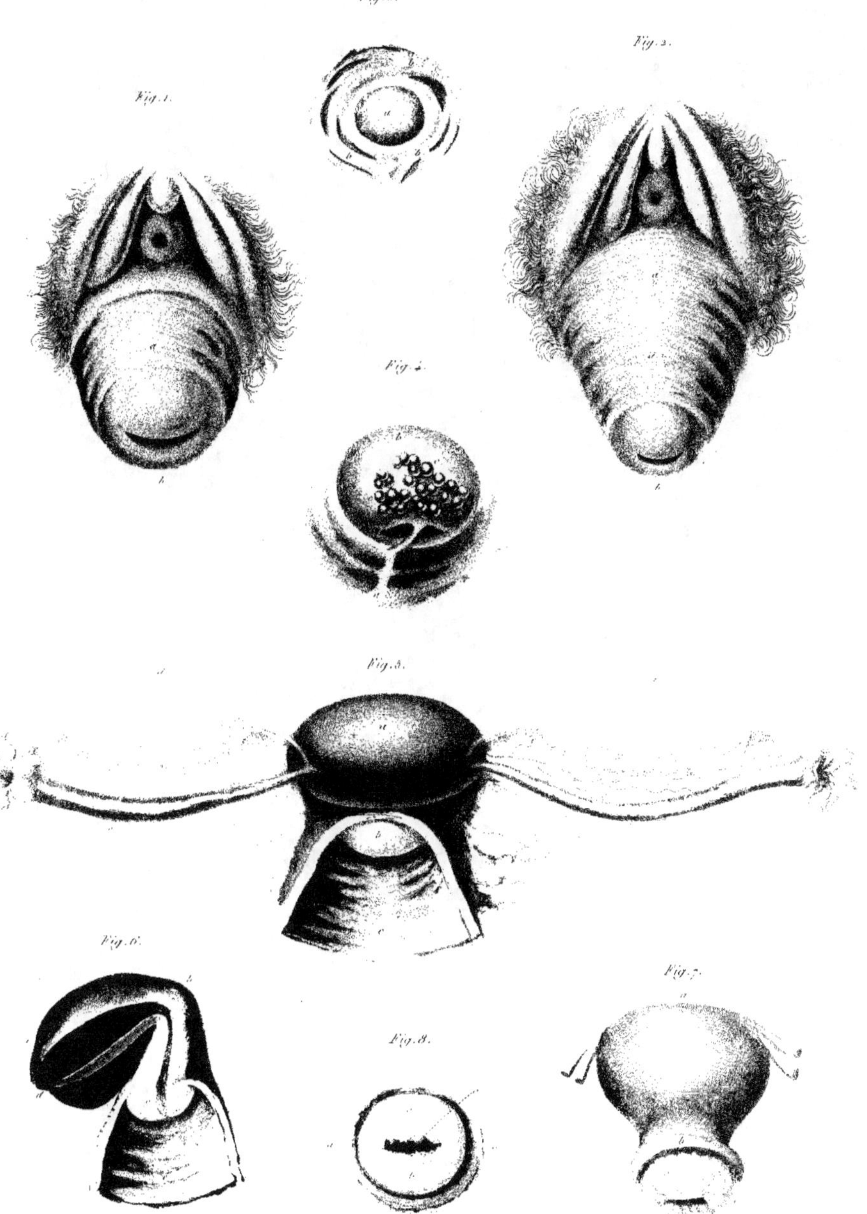

Fig. 1.
Fig. 2.
Fig. 3.
Fig. 4.
Fig. 5.
Fig. 6.
Fig. 7.
Fig. 8.

Fig. 1.

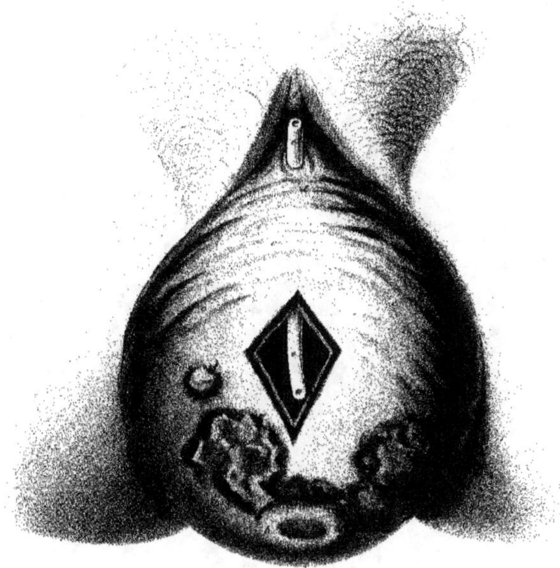

Fig. 2.

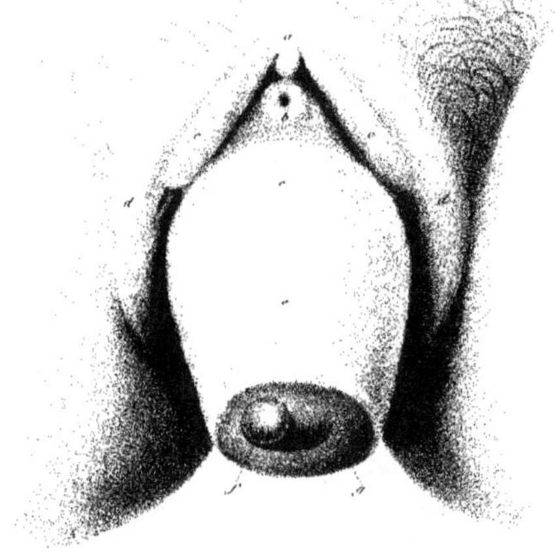

Dessiné par Mme Boivin.

_ Publié par J. B. Baillière, à Paris.

Impr. de Langlumé.

Fig. 1.

Fig. 2.

Fig. 3.

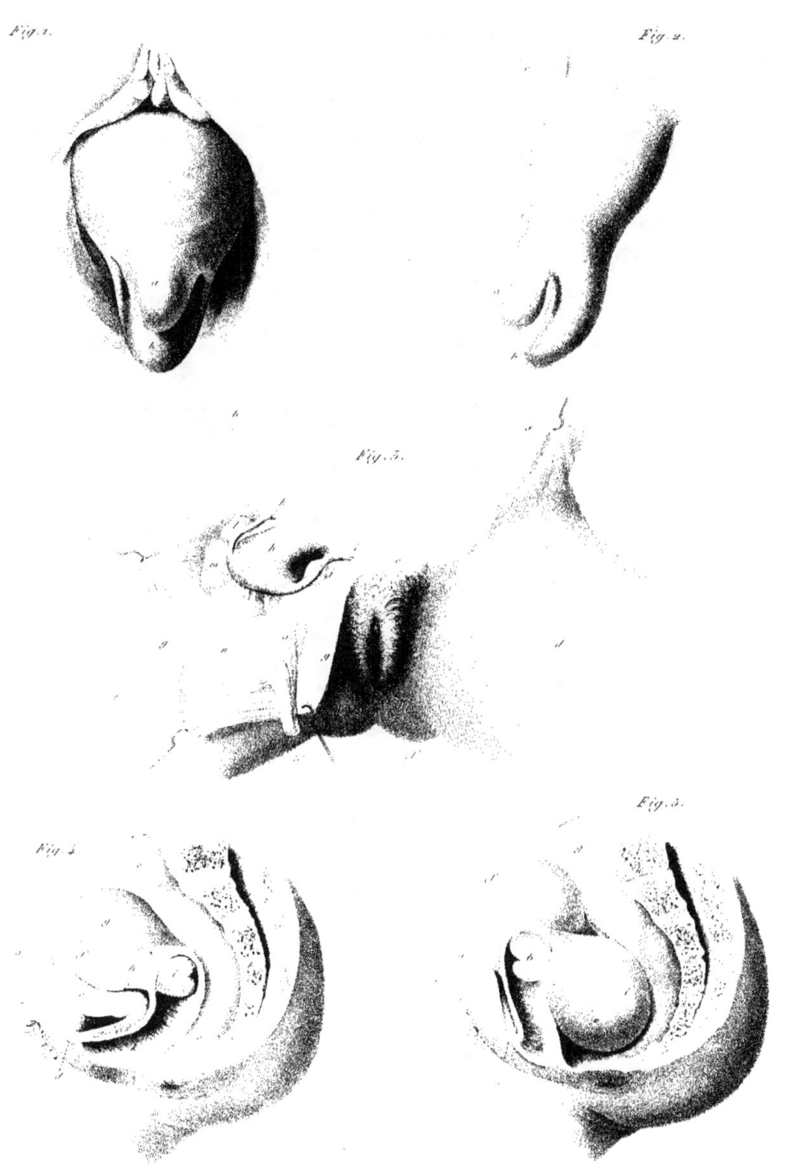

Fig. 4.

Fig. 5.

Publié par J. B. Baillière, à Paris.

Impr. de Langlois.

Fig. 1.

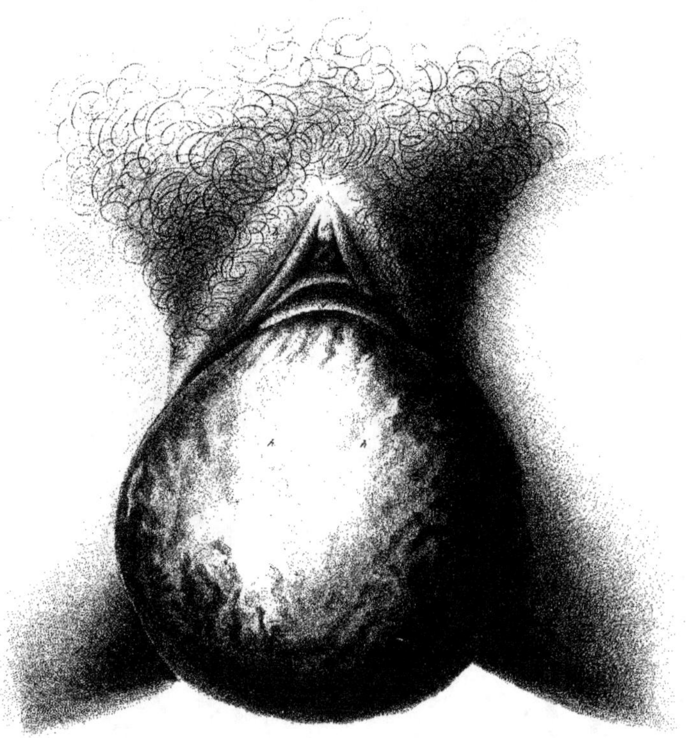

Fig. 2.

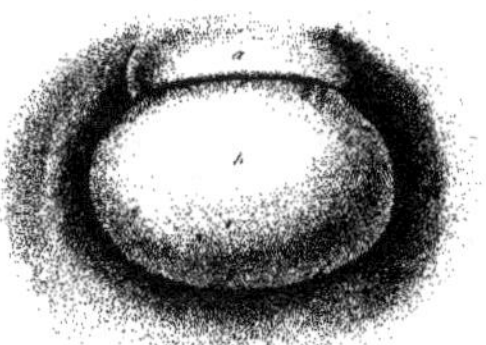

Publié par J. B. Baillière, à Paris.
Impr. de Langlois.

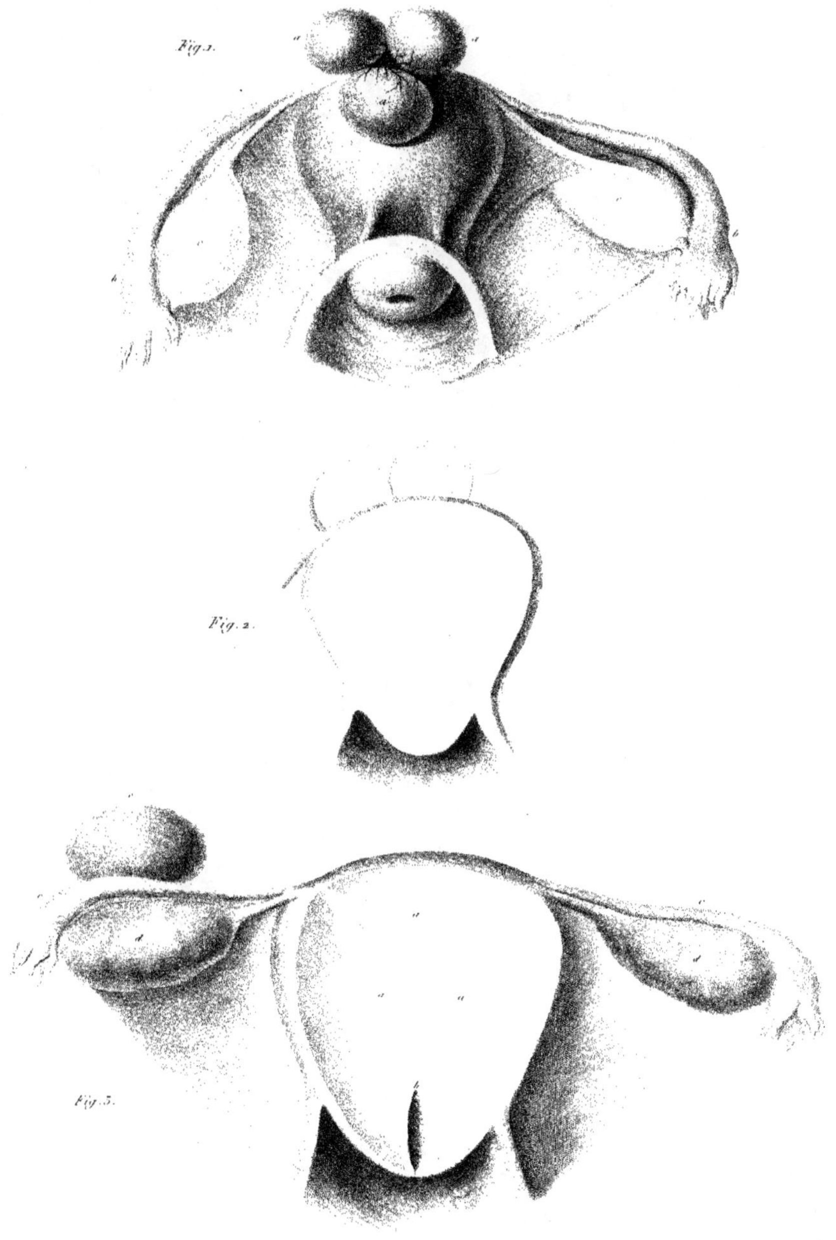

Publié par J. B. Baillière, à Paris.
Imp. de Langlois.

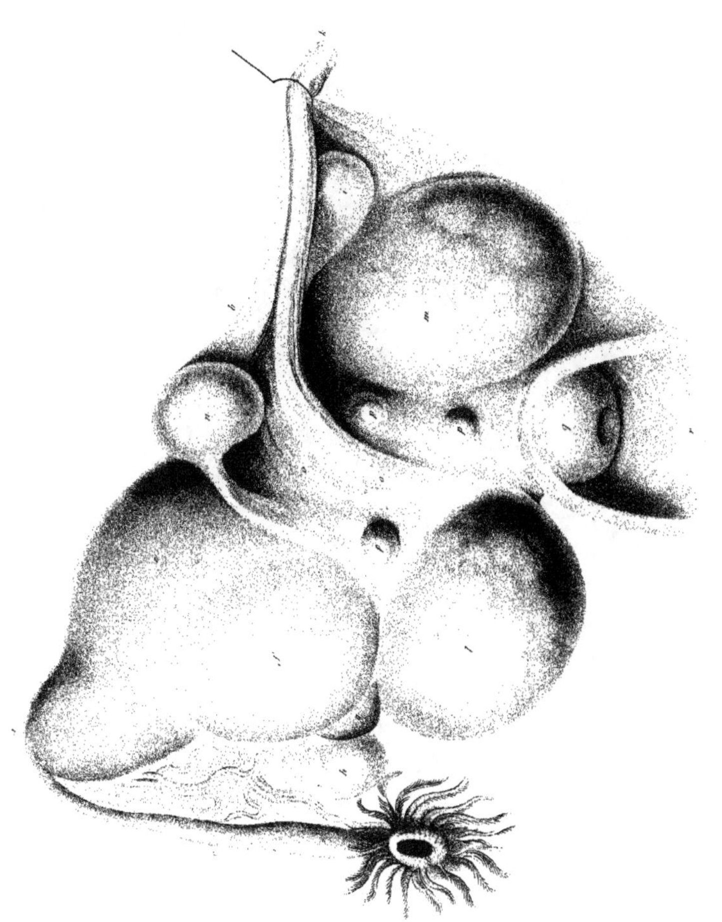
Publié par J. B. Baillière, à Paris.
Impr. de Langlumé.

Fig. 1.

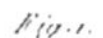

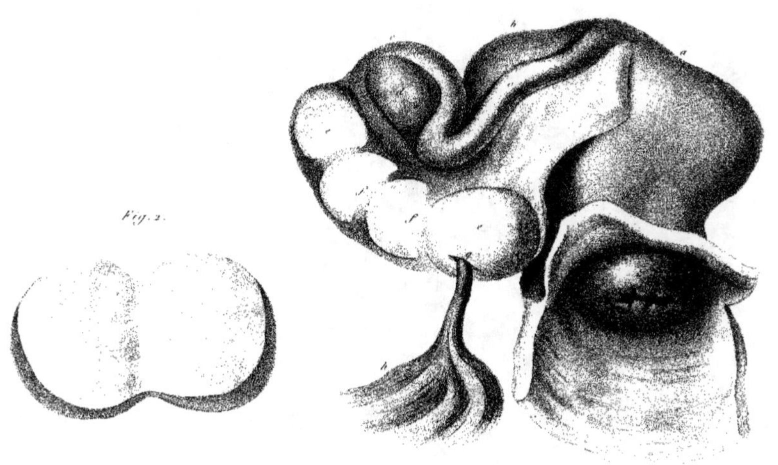

Fig. 2.

Fig. 3.

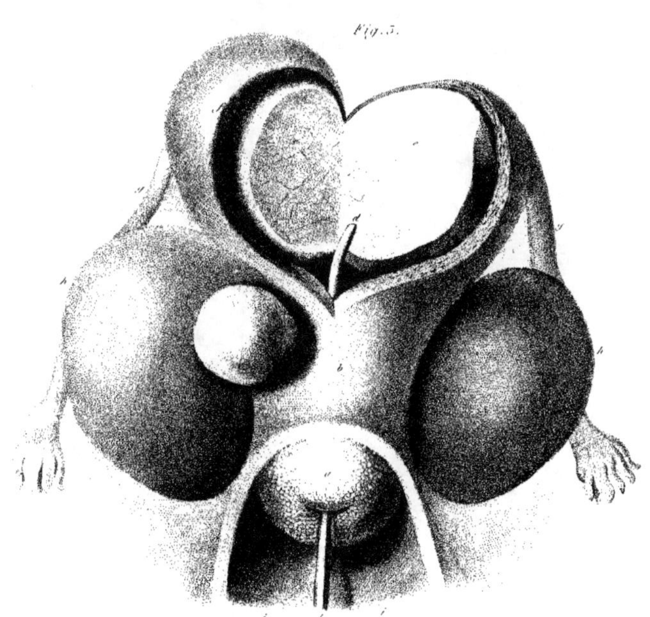

Publié par J. B. Baillière à Paris.

Impr. de Langlois.

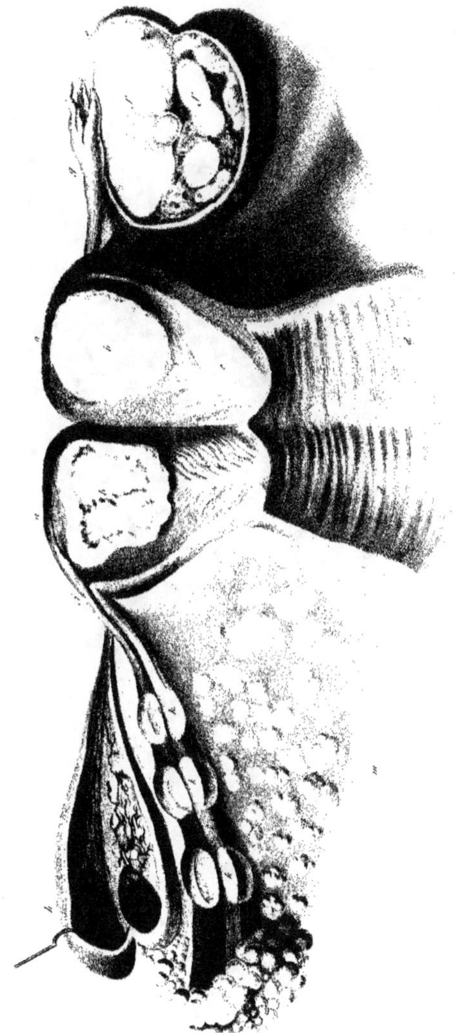

Pl. 16.
Dessiné par Mme Hucard
Publié par J. B. Baillière, à Paris.
Impr. de Langlumé.

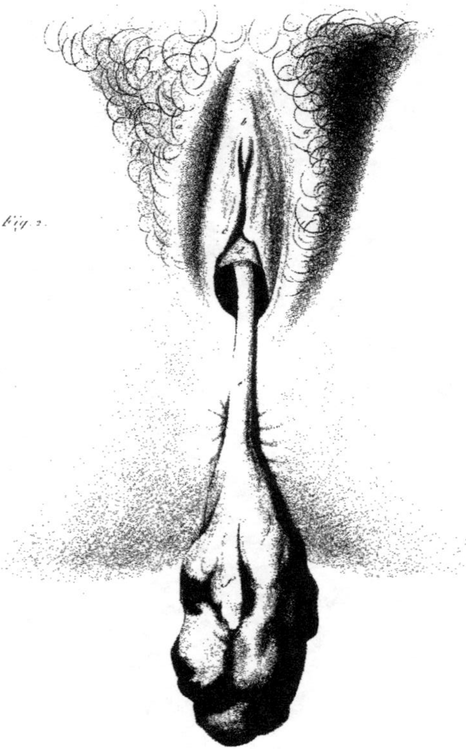
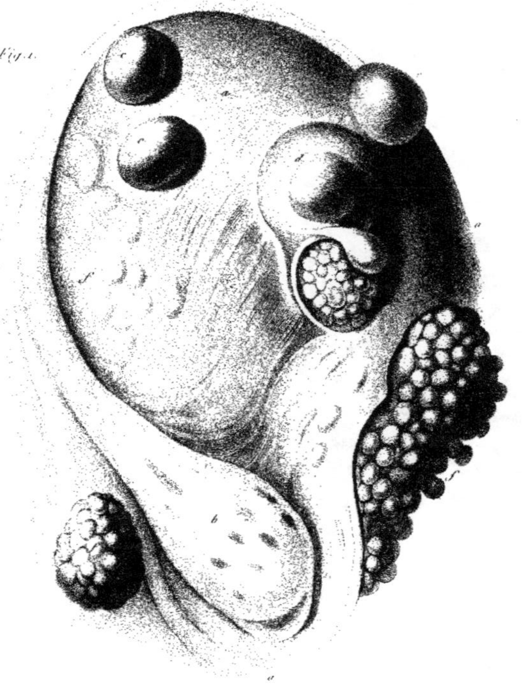

Fig. 1
Fig. 2
Dessiné par D.ᵉ Boivin
Publié par J. B. Baillière à Paris.
Imp. L. Langlumé.
Pl. 5

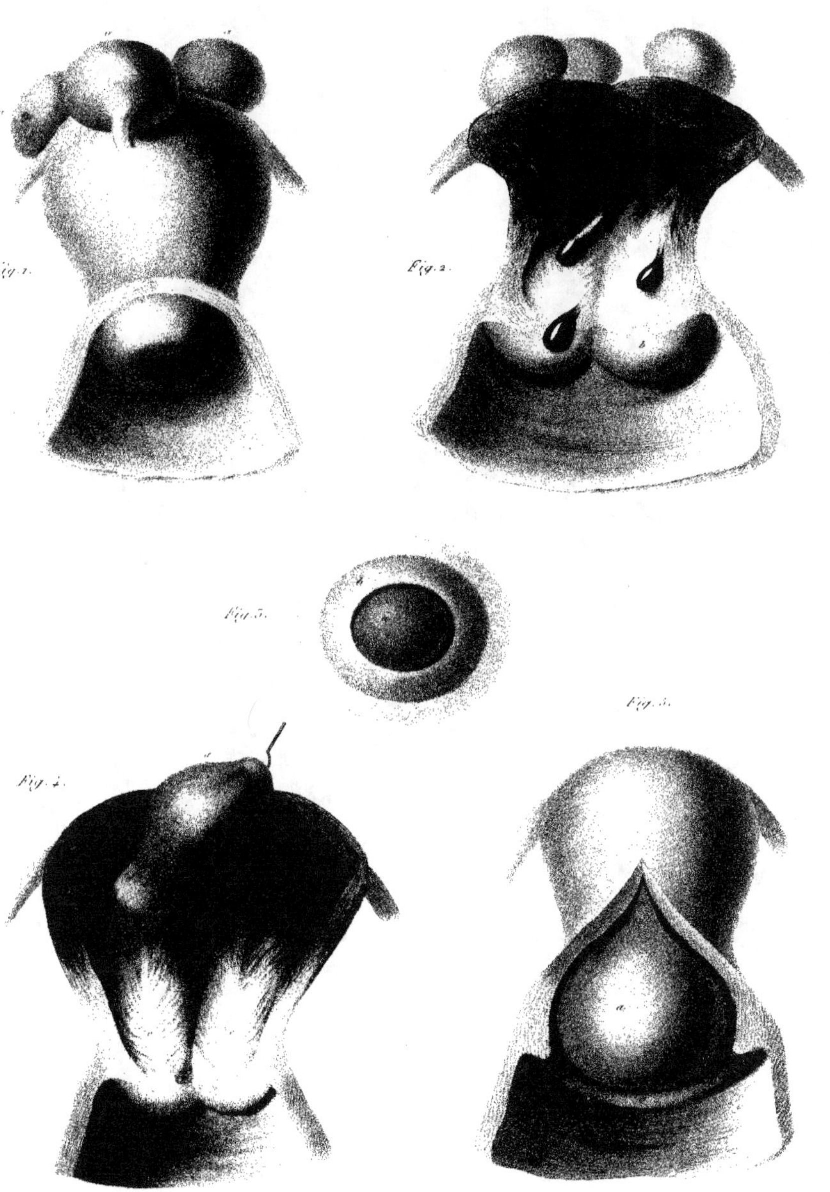

Publié par J. B. Baillière, à Paris.

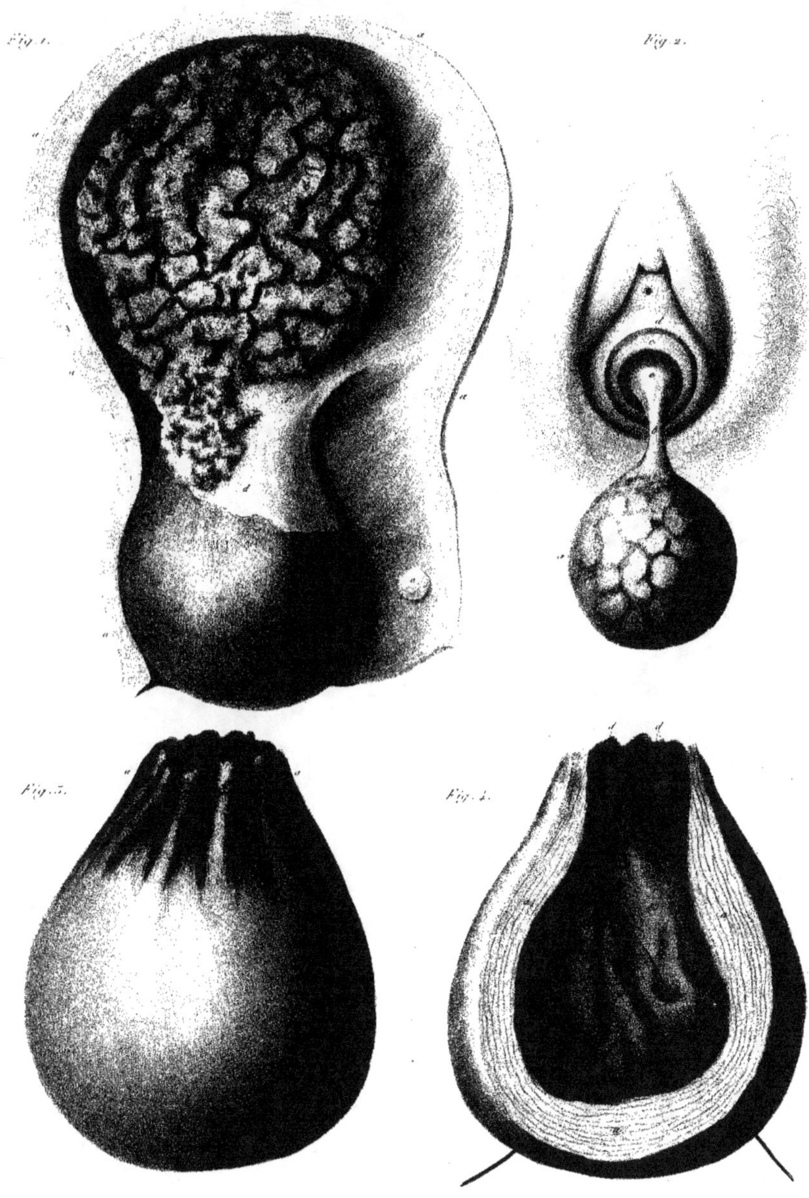

Publié par J. B. Baillière, à Paris.
Imp. de Langlois.

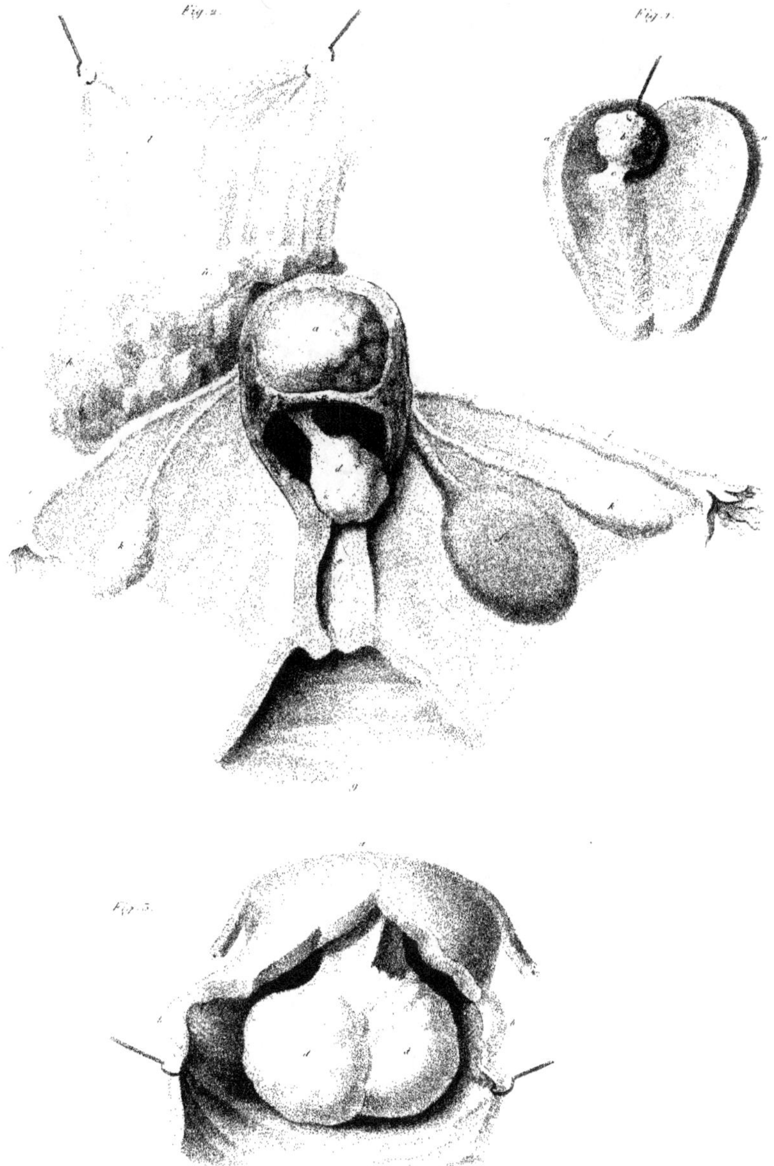

Dessiné par M.me Riaux.   Publié par J. B. Baillière, à Paris.
Imp. de Langlois.

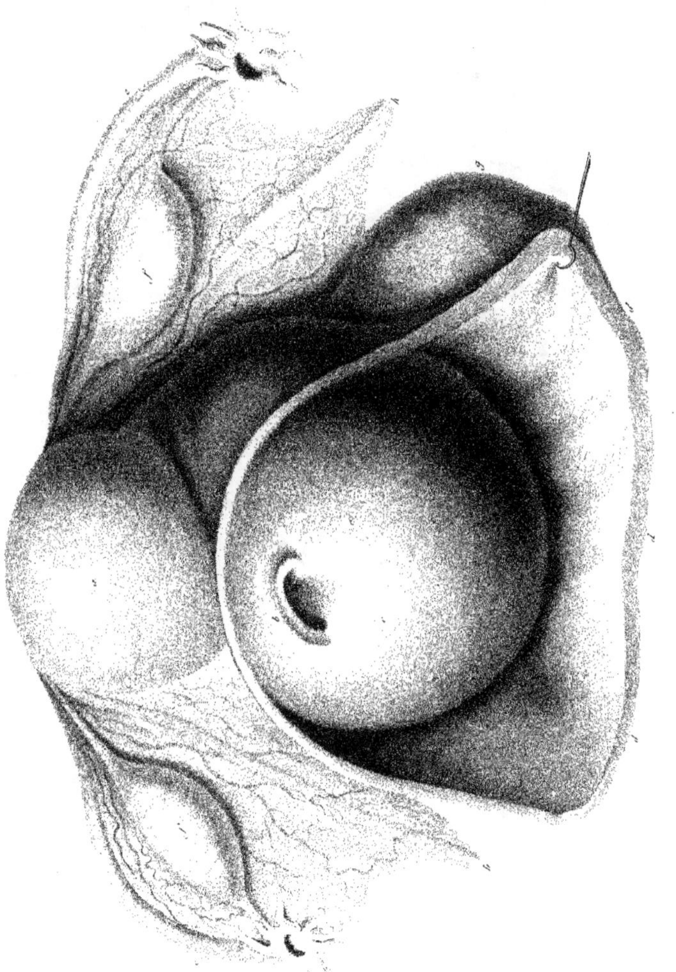

Pl. 21.
Dessiné par Mme Ruotte.
Publié par J.B. Baillière, à Paris.
Imp. de Langlois.

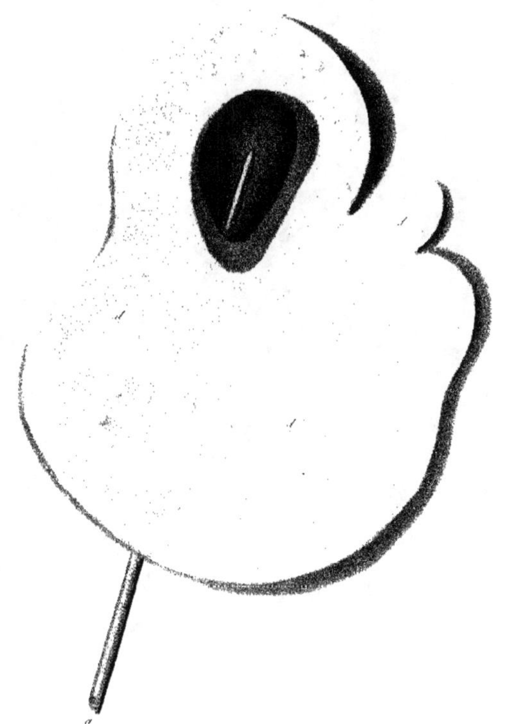

Dessiné par M.lle Rousin.   Publié par J. B. Baillière, à Paris.

Impr.t de Langlois.

Fig. 1.

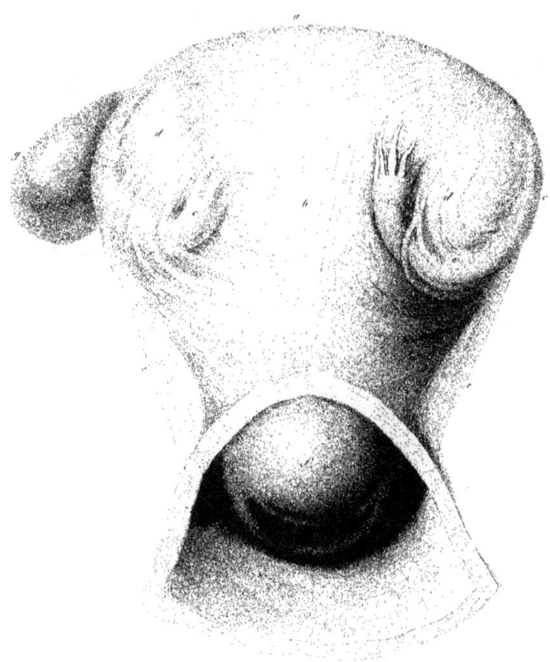

Fig. 2.

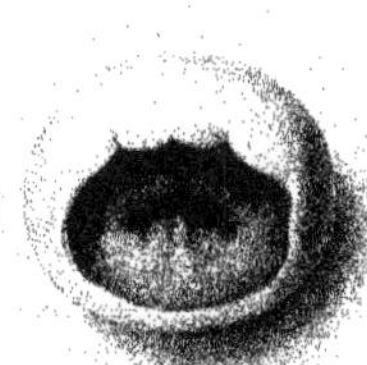

Fig. 3.

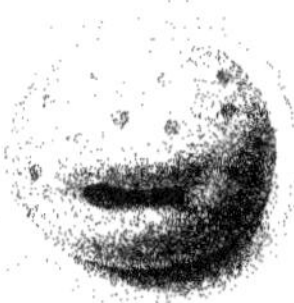

Dessiné par Mlle Rousin.　Publié par J. B. Baillière, à Paris.

Impr. de Langlumé.

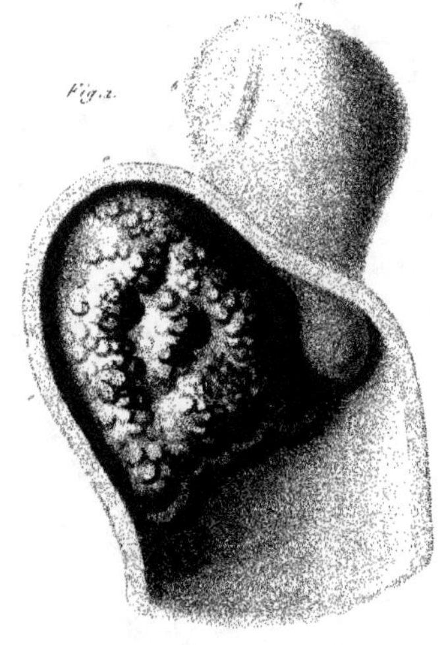

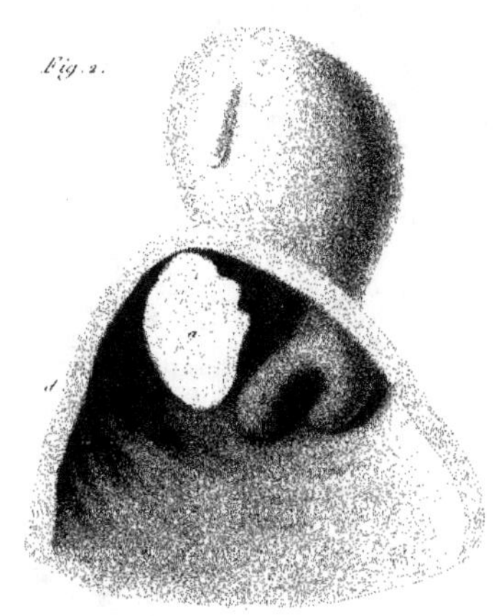

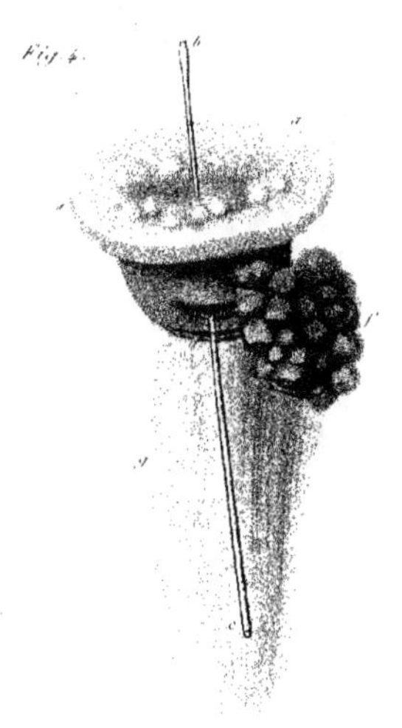

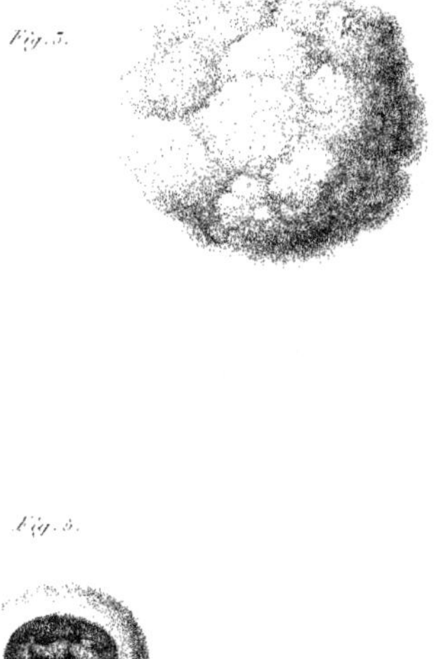

Publié par J. B. Baillière, à Paris.

Fig. 1.

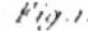

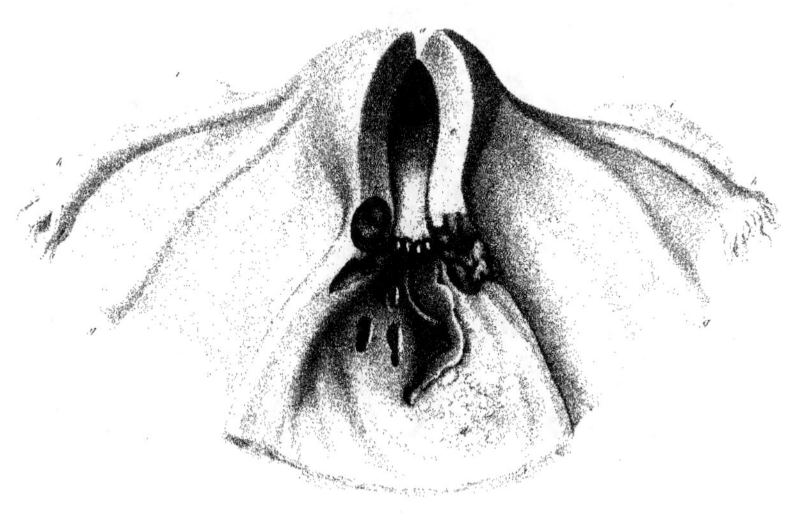

Fig. 2.

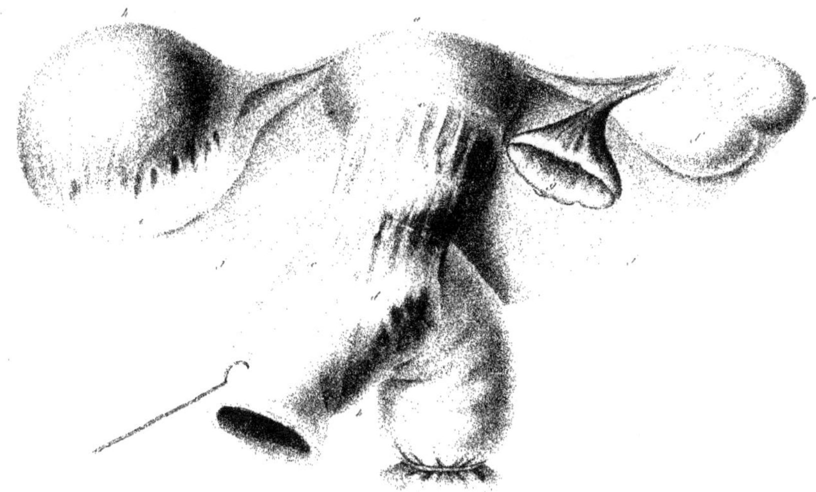

Dessiné par M.me Rozain.

Publié par J. B. Baillière, à Paris.

Imp. de Langlois.

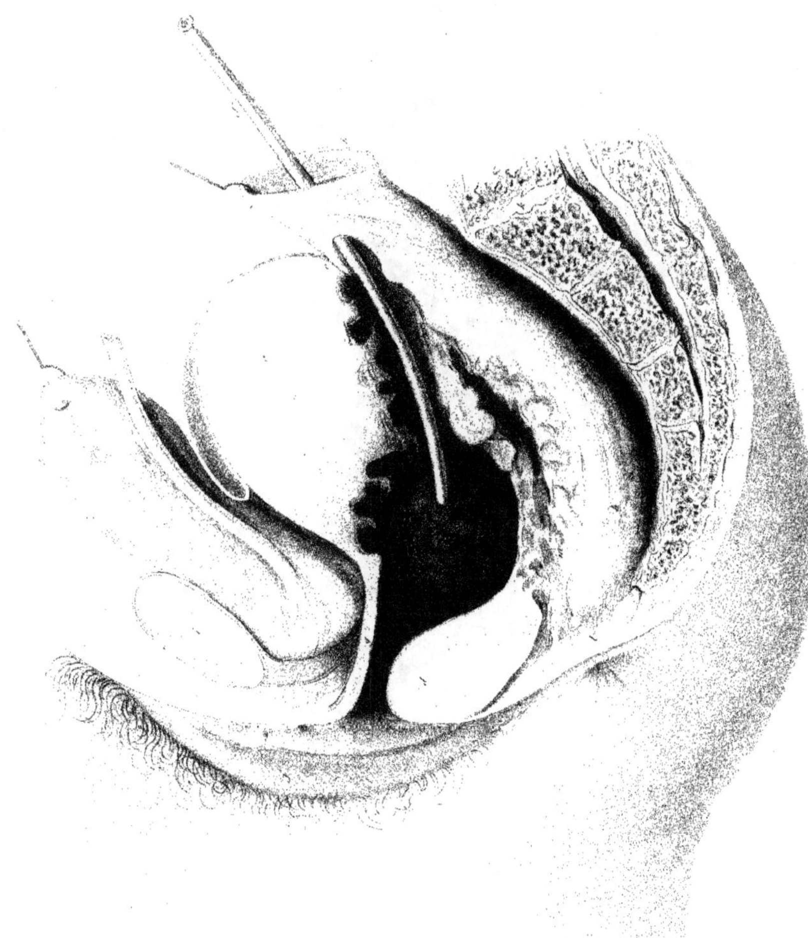

Lith. par. L. B. Berthon, à Paris
Imprimé de Langlois.
Dessiné par M.me Brécourt.

Fig. 1.

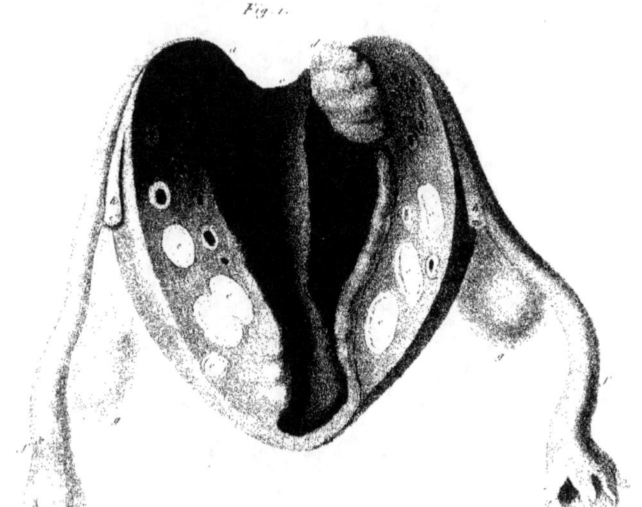

Fig. 2.

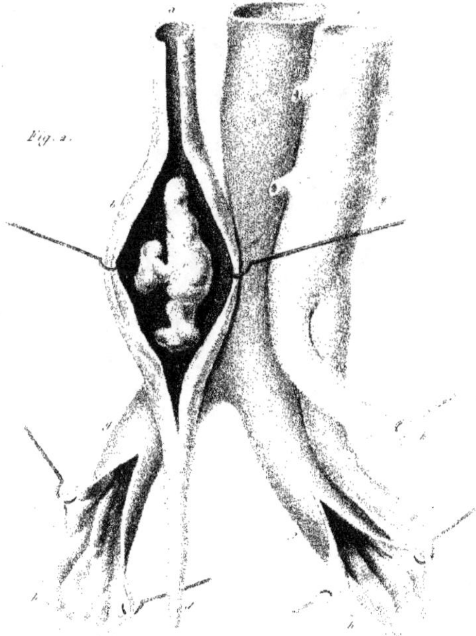

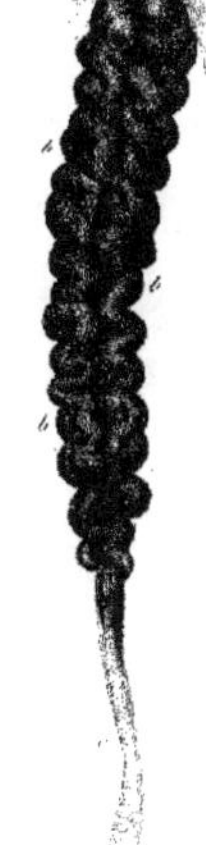

Fig. 3.

Dessiné par Mme Boivin.

Publié par J. B. Baillière, à Paris.

Impr. de Langlumé.

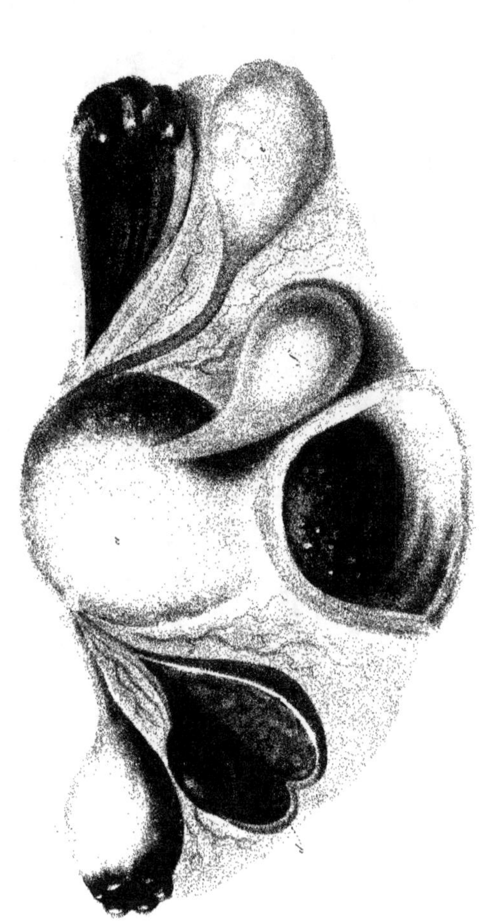
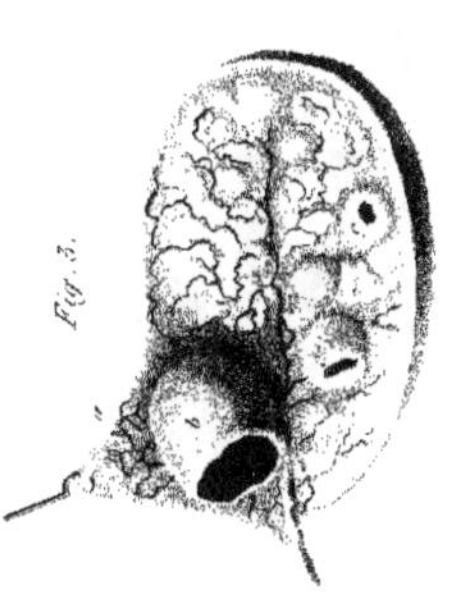
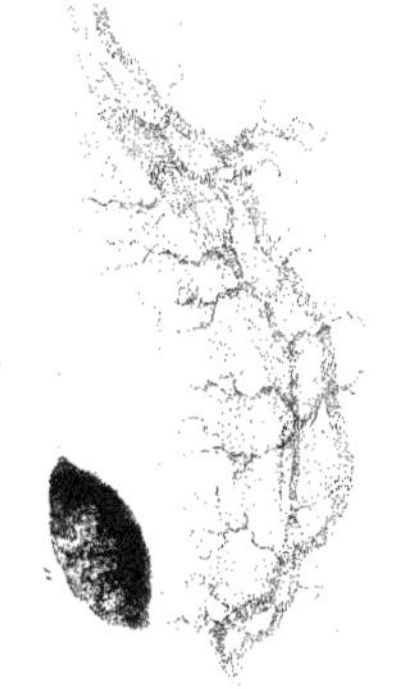

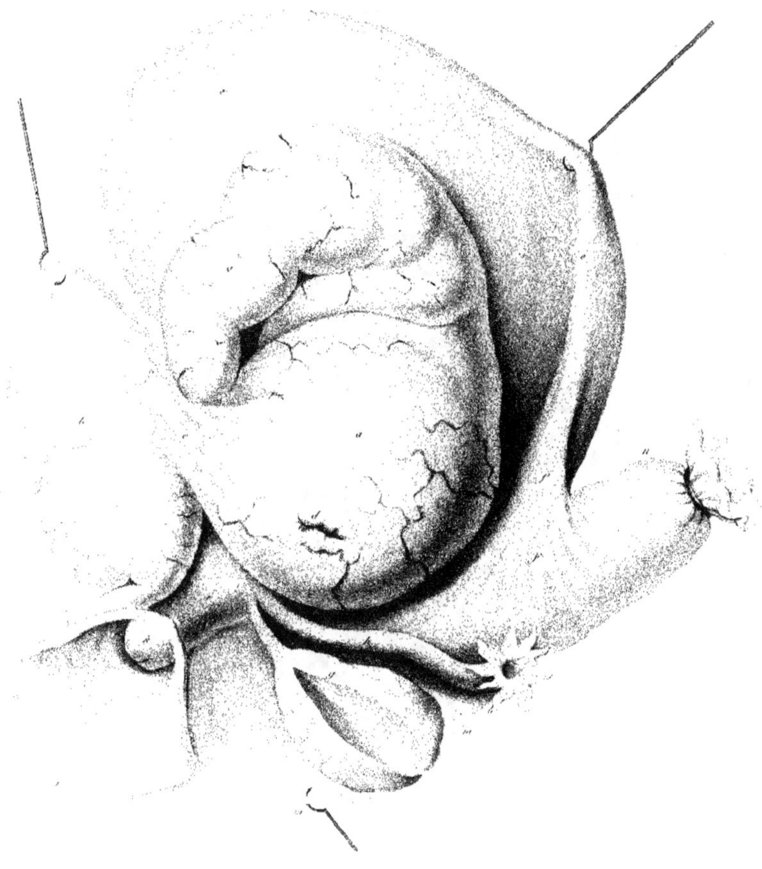

Dessiné par Mme Boivin.

Publié par J. B. Baillière, à Paris.

Imp.r de L. vergne.

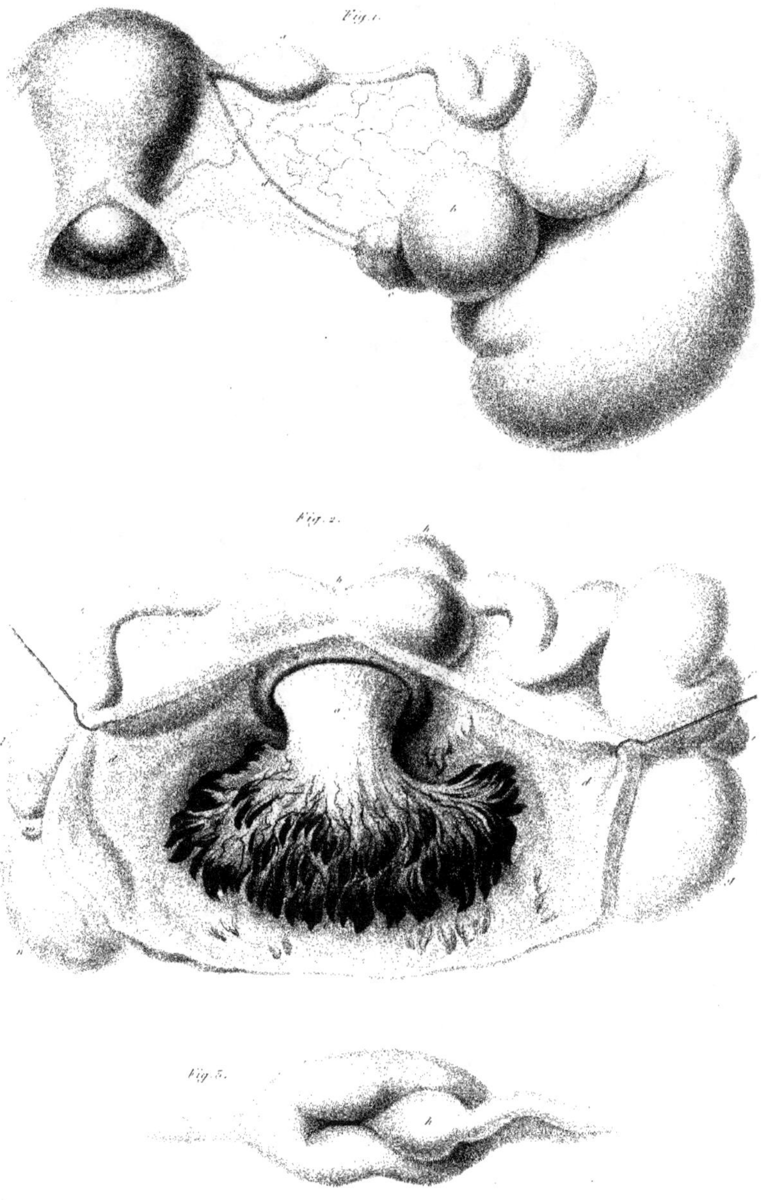

Des. par Mme Boivin.   Publié par J. B. Baillière, à Paris.
Imp. de Langlois.

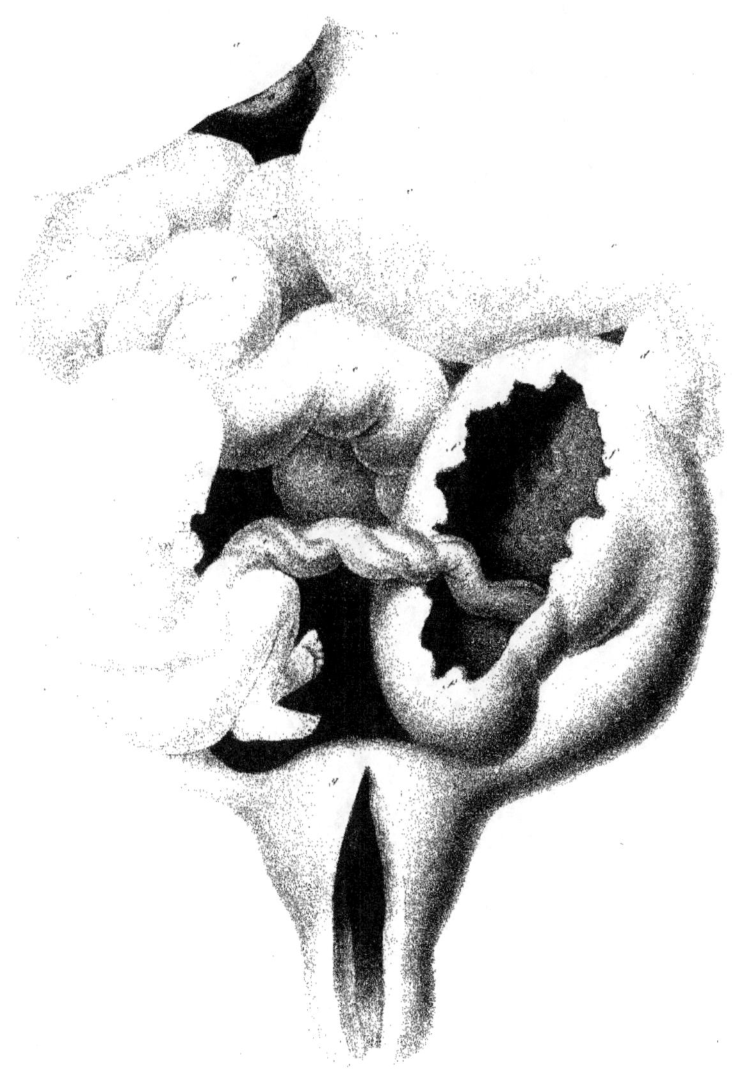

Publié par J. B. Baillière, à Paris.

Imp. de Langlumé.

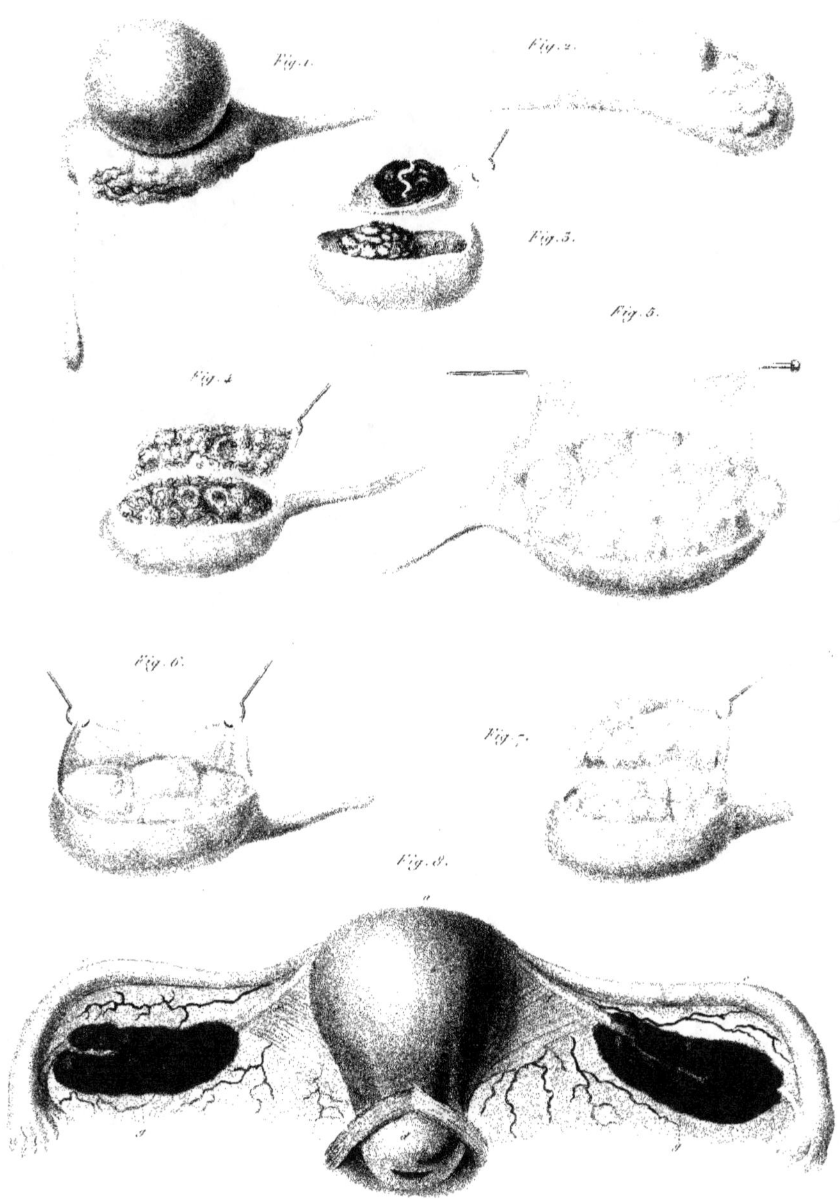

Dessiné par Mme Ronin.   Publié par J. B. Baillière, à Paris.
Imp. de Langlois.

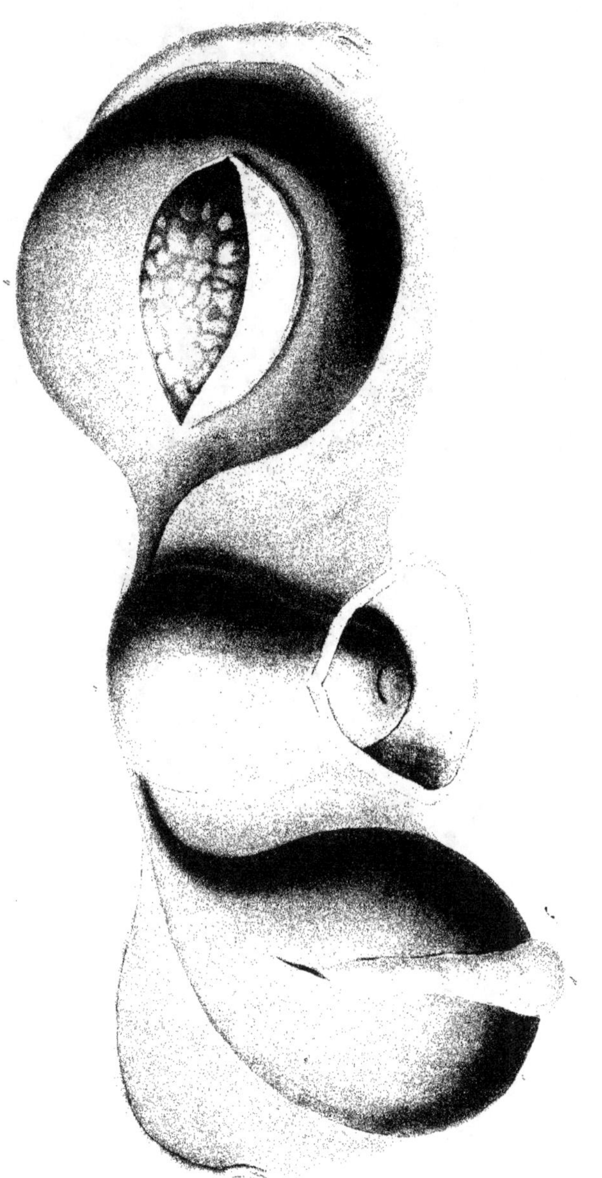

Dessiné par Mme Formont.

Publié par J. B. Baillière, à Paris.

Imp. de Langlumé.

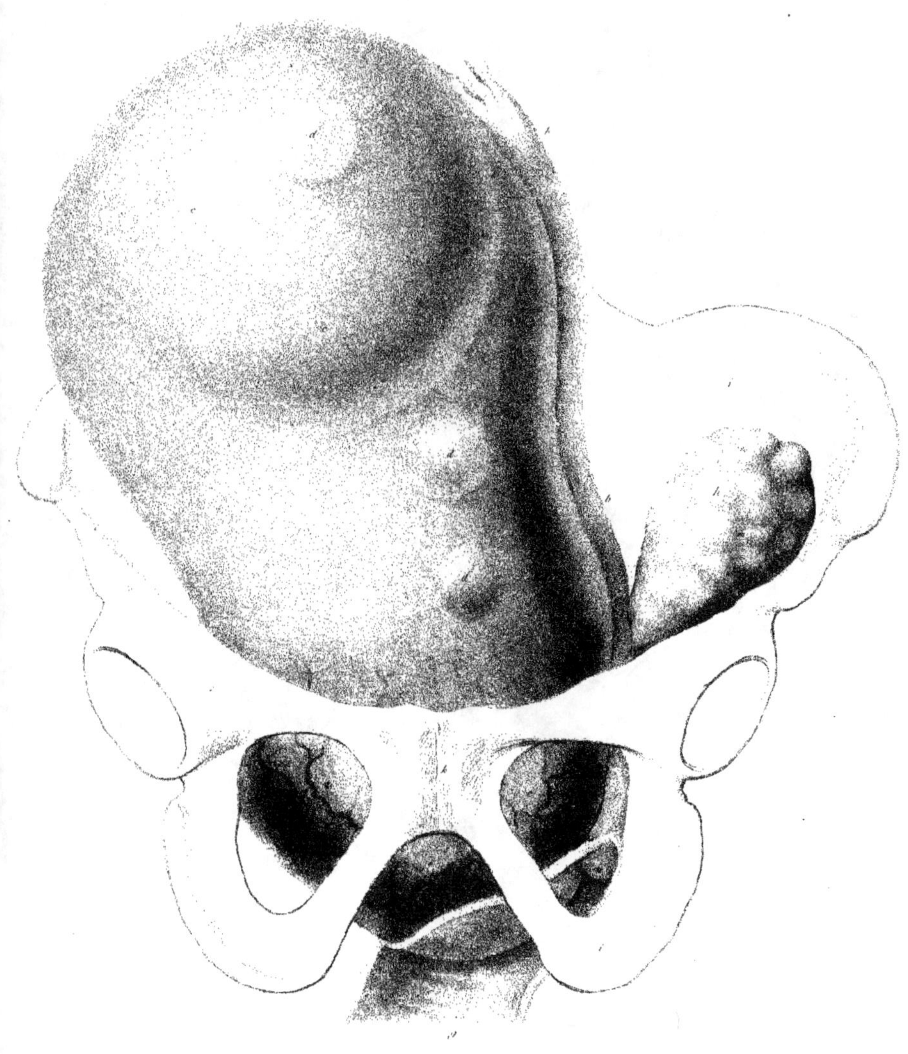

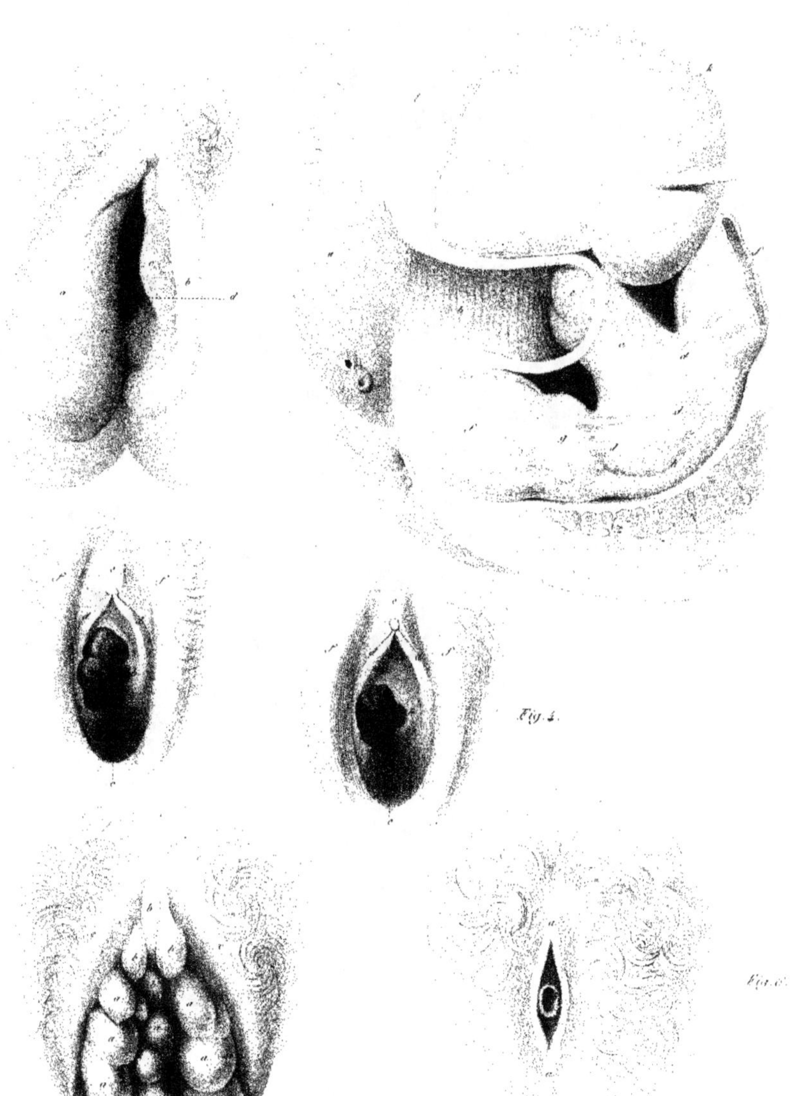

Fig. 1.
Fig. 2.
Pl. 40.
Fig. 3.
Fig. 4.
Fig. 5.
Fig. 6.

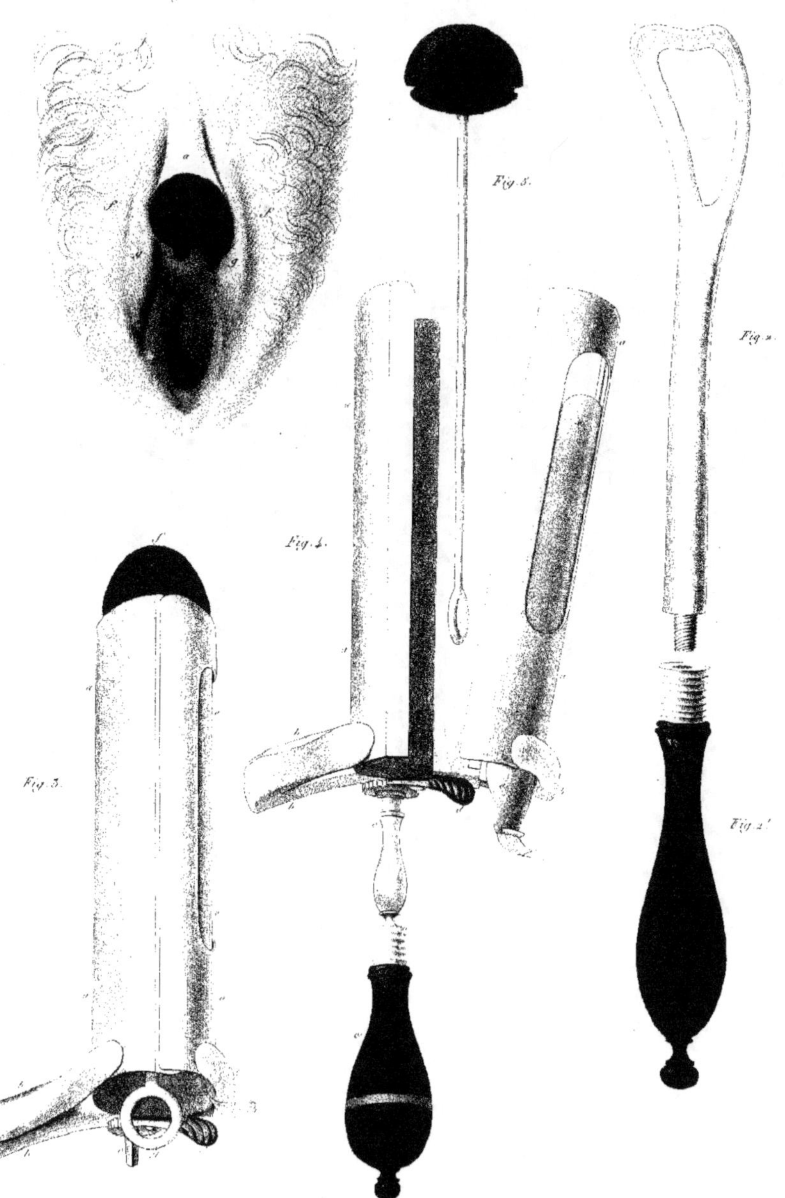

Dessiné par Mlle Rainu.   Publié par J. B. Baillière, à Paris.

Impr. de Langlois.